120세
자연건강관리법

120세
자연건강관리법

초판 1쇄 인쇄일 2023년 3월 25일
초판 1쇄 발행일 2023년 4월 10일

지은이 이덕환
펴낸이 양옥매
디자인 표지혜 송다희
교   정 조준경
마케팅 송용호

펴낸곳 도서출판 책과나무
출판등록 제2012-000376
주소 서울특별시 마포구 방울내로 79 이노빌딩 302호
대표전화 02.372.1537   **팩스** 02.372.1538
이메일 booknamu2007@naver.com
홈페이지 www.booknamu.com
ISBN 979-11-6752-283-2 (03510)

성 경 의 건 강 원 리 에 따 른

120세
자연건강관리법

글·이덕환

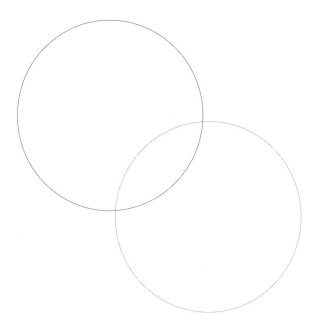

책과나무

대한민국 역사상 오늘날과 같이 건강에 많은 관심과 노력을 기울였던 적은 없었을 것이다. 또한 소위 말하는 최첨단의 의학이 있음에도 불구하고 오늘날처럼 다양한 질병으로 많은 사람들이 고통받던 시기도 없었으리라고 본다.

큰 관심과 노력과 첨단 의학에도 불구하고 수많은 사람들이 질병으로 고통받는 원인은 무엇일까? 그것은 원래 주어진 건강한 생명을 건강하게 지켜 나가는 방법에 대해서는 소홀히 하고 이미 병든 이후에 그 병을 치료하는 데에 더 큰 관심을 갖고 치료에 집중했기 때문이다.

자동차의 경우 사용설명서를 잘 읽고 그대로 사용하면 수명이 길어지지만, 아무렇게나 막 사용하면 쉽게 고장 나고 수명도 짧아지고 수리비도 많이 들게 된다. 사람의 건강도 마찬가지이다. 하나님께서 원래 건강하게 창조하신 몸과 마음을, 창조 원리를 잘 파악하여 그 원리대로 살아가면 건강하게 장수할 수 있게 되는 것이다.

현대의학의 한계를 체험하게 된 오늘날에는 병을 고치는 의학도 필요하고 중요하지만, 더욱 우선시해야 할 것은 어떻게 하면 병들지 않고 건강하게 원래의 수명을 누릴 것인가 하는 것이다. 본서는 이러한 목적의식을 갖고 치료가 아닌 건강관리에 초점을 맞추고 있다. 이에 따라 자동차 설명서에서 작동 방법을 알아내는 것처럼, 하나님께서 인간을 창조하신 원리를 찾아내고 그에 맞춘 건강관리 방법을 제시하고자 하였다.

하나님의 창조 원리를 완전히 파악하고 이해한다는 것이 불가능해 보일지라도, 인간에게 주신 능력을 바탕으로 최대한 알아내는 것은 우리의 의무라고 생각한다. 물론 이러한 관점에서 인간 창조 원리를 알아낸다고 하여도 각자의 입장에 따라 건강관리 방법은 서로 다를 수도 있을 것이다.

이 책에서는 창조 원리를 성경을 바탕으로 운동(움직임), 자세, 사랑, 음식 등 네 가지 주제로 정리하고 그에 맞추어 건강관리 방법을 제시하였다. 이러한 방법들이 물론 우리의 창조자이시고 치료자이며 구원자가 되시는 하나님께 기도한다는 기본적이고 중요한 방법의 중요성을 조금이라도 소홀히 한다는 것은 절대 아니다.

하나님께서 주신 맛있는 음식을 앞에 두고, '하나님, 배고픈 것을 해결해 주세요.'라고 기도할 것이 아니라, 감사한 마음으로 준비된 음식을 먹으면 되는 것이다. 이와 마찬가지로 우리가 실천해야 할 일들은 실제로 실천해야 건강도 지켜질 것이다.

'건강은 건강할 때 지키라.'는 말과 같이, 모든 사람들이 자신의 건강관리를 위한 원리와 방법을 잘 익히고 실천하여 자신의 행복과 하나님의 영광을 나타내길 기대한다.

2023년 4월 10일
이덕환 지음

차례

1장

자연건강관리의
시대

건강과 관련된 내용들을 하나님의 창조 원리에 근거하여 밝혀
내고 체계화하고 효율적으로 실천하기에 적합하도록 정리하
는 것이 자연건강관리의 주목적이다. 이 책에서는 이러한 목
적에 맞추어 주제를 정하고 그와 관련한 다양한 방법들을 제
시하고자 하였다.

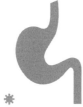

"하나님이 그들에게 복을 주시며 하나님이 그들에게 이르시되 생육하고 번성하여 땅에 충만하라, 땅을 정복하라, 바다의 물고기와 하늘의 새와 땅에 움직이는 모든 생물을 다스리라 하시니라"(창 1:28)

"주는 나를 용서하사 내가 떠나 없어지기 전에 나의 건강을 회복시키소서"(시39:13)

"사랑하는 자여 네 영혼이 잘됨같이 네가 범사에 잘되고 강건하기를 내가 간구하노라"(요삼 1:2)

건강은 모두가 원하는 것이며, 성경적으로도 매우 중요한 것이다. 구약성경에는 병든 사람을 건강하게 치료하는 장면이 많이 등장한다. 신약성경에도 예수님께서 수많은 병자들을 고쳐 주심으로써 건강의 중요성을 잘 보여 주셨다.

하나님께서는 인간을 건강하게 살도록 창조하셨고 또 그렇게 살도록 계획하셨으며 그렇게 살도록 도우셨다. 하나님께서 사람을 창조하시고 나서, "보시기에 심히 좋았더라"(창1:31)고 평가하신 인간은 창조될 때 영육 간에 완전한 건강 상태였다고 볼 수 있다. 이와 같이 하나님께서는 인간을 완전한 건강 상태로 창조하셨는데, 인간의 죄와 무관심과 무능력 등 다양한 이유로 현대인들은 완전한 건강을 누리는 것이 거의 불가능한 상태에 이르게 되었다.

현대인들은 이와 같이 건강을 잃게 됨으로써 열심히 일하고 노력해도 삶의 질이 떨어지고 행복지수가 낮아지는 상황에 이르게 된 것이다. 또한 신앙인들의 경우에도 연약하거나 병이 들게 되면 신앙심에도 문제가 생길 수 있으며, 하나님께 영광을 올리는 데에도 장애가 생길 수 있다.

이렇게 볼 때, 건강은 단순히 성도들의 희망사항인 것만이 아니라 성도들의 의무이자 책임이기도 한 것이다. 달리 말하자면, 성도가 자신의 건강관리를 제대로 하지 않는 것은 하나님 앞에서 죄를 짓는 것이기도 하다는 것이다.

성도들은 자신의 건강뿐만 아니라 하나님께서 창조하신 아름답고 소중한 자연을 하나님의 뜻에 따라 잘 관리해야 할 책임도 있다. 그런데 자동차의 운전수가 병들면 운전을 제대로 못하게 되는 것과 같이, 광활한 자연을 관리해야 할 성도 자신이 병들면 온전한 관리자의 역할을 감당할 수 없다는 것은 명백한 이치이다.

또한 '건강은 건강할 때 지켜야 한다.', '건강을 잃으면 모든 것을 잃게 된다.', '뭐니 뭐니 해도 건강이 최고다.'라는 말을 수없이 들으며 잘 알고 있음에도 아직도 많은 경우에는 자신의 건강을 위해 체계적이고 전문적이며 적극적인 노력을 제대로 다하지 못하고 있는 실정이다.

현실적으로 많은 사람들은 하나님께서 주신 건강을 마음대로 마구 사용하다가 어느 날 그 몸이 병들게 되면 그제야 건강의 중요함을 새삼 느끼고 건강을 위한 노력을 시작하려고 한다. 그러나 그때는 이미 많은 것을 잃은 상태이고, 건강을 위해 무엇을 어떻게 해야 할지 막막

한 상황에 처하게 되는 것이 일반적이다.

이제라도 우리 성도들은, '내 한 몸 건강 지켜, 하나님께 영광을!'이라는 구호를 마음 깊이 새기고 건강관리법에 대해 많은 관심을 갖고 또한 익힌 것을 온전히 실천해야 할 것이다. 그것이 하나님께서 주신 복을 온전히 누리는 것이요, 하나님께 영광을 돌려 드리는 중요한 길이기 때문이다.

1. 현대의학의 특징

현대의학은 마취술의 발달, 현미경과 MRI와 CT 등 진단기기의 발달, 정밀한 수술 능력의 발달, 다양한 의약품의 개발, 경제력의 향상 등의 덕분으로 수십 년 전과는 비교할 수 없으리만치 발전되었다.

그러나 의학이 엄청난 발전을 이루었음에도 불구하고 인류의 건강지수는 결코 만족할 만한 단계에 이르지 못하고 있다. 아직도 수많은 난치병이 있는 상황에서, 이전에는 없었던 새로운 질병도 발생하고 있으며, 의학 혜택이 필요한 모든 사람들에게 골고루 돌아가지도 않고 있기 때문이다.

의학의 핵심적 목적과 과제를 이미 병든 사람을 치료하는 것이라고 한다면, 의학이 인간의 질병을 완전히 정복한다는 것은 아무리 오랜 세월이 지나간다고 하더라도 거의 불가능에 가까울 것이다. 몸과 마음의 새로운 질병은 계속 생겨나고, 의학은 경찰이 범죄자를 추적하듯 새로운 질병을 뒤따라간다는 본래적 특징을 갖고 있기 때문이다.

이렇게 볼 때, 의학의 효용성도 매우 크지만 인류의 건강을 의학에만 의존할 수는 없다고 보는 것이 합리적이다. '소 잃고 외양간 고친다.'는 속담처럼 이미 병이 든 다음에 치료를 한다는 것은 본질적인 문제가 있는 것이다. 외양간을 아무리 튼튼하게 짓는다고 하더라도 이미 잃어 버린 소를 되찾을 수 없기 때문이다.

가장 이상적인 방법은 소를 잃어버리지 않도록 평소에 외양간을 튼 튼하게 짓는 것이다. 즉, 병이 든 다음에 치료하려고 할 것이 아니라, 병이 들지 않도록 평소에 대비를 잘하는 것이 더욱 중요하다는 뜻이 다. 미리 준비를 잘하면 환란이 없다는 '유비무환'의 자세를 건강 문제 에도 꼭 적용해야 더욱 건강한 삶을 누릴 수 있을 것이다.

2. 자연건강관리의 의미와 필요성

현대의학의 한계를 보완하기 위한 대체의학, 보완의학, 자연치유 등 이 오늘날 제도권에서도 다루어지고 있다. 그러나 이러한 것들도 용어 에서 이미 드러나 있듯 의학과 마찬가지로 이미 병이 든 다음에 치료 하는 데 주목적이 있다.

이에 반해 자연건강관리는 병든 이후에 치료하는 것이 아니라, 하나 님께서 주신 건강한 생명을 평생 동안 건강하게 잘 지켜 나가는 방법 을 찾아내고 그것을 실천적으로 관리하는 것을 말한다. 공장에서 출고

된 자동차를 사용설명서대로 사용하면 고장을 최대한 줄이고 오래도록 탈 수 있는 원리와도 같다.

하나님께서 직접 창조하신 인간의 모습을 보시고, "보시기에 심히 좋았더라"(창1:31)고 하셨는데, 그 모습은 병든 상태가 아니라 완전한 건강 상태이다. 자연건강관리가 추구하는 것은 하나님께서 보시기에 좋았던 건강한 인간의 모습이 영적으로 신체적으로 어떤 특징과 속성을 갖고 있는가를 파악하고, 그것을 바탕으로 건강을 잘 지켜 나갈 수 있는 방법을 찾는 것에 초점을 두는 것이다.

예를 들면, 우리 몸은 해부학적으로 어떤 구조를 갖고 있으며 생리학적으로 어떤 속성을 갖고 있는가? 어떤 음식을 어떻게 먹을 것인가? 어떤 운동을 어떻게 할 것인가? 자세는 어떻게 취하고 지낼 것인가? 영혼과 정신 그리고 감정은 어떤 속성을 갖고 있으며 어떻게 관리해야 할 것인가? 이웃과의 인간관계는 어떻게 해야 할 것인가? 하나님께서는 우리 자신의 건강을 스스로 어떻게 관리하기를 원하시는가?

이와 같이 건강과 관련된 내용들을 하나님의 창조 원리에 근거하여 밝혀내고 체계화하고 효율적으로 실천하기에 적합하도록 정리하는 것이 자연건강관리의 주목적이다. 이 책에서는 이러한 목적에 맞추어 주제를 정하고 그와 관련한 다양한 방법들을 제시하고자 하였다.

2장

운동과 건강

이제는 건강을 목적으로 한다면, '힘들고 어렵게' 하는 '운동'은 그만두고, '쉽고 편한 만큼'만 하는 즐거운 '움직임'을 해야 한다. '쉽고 편한 만큼' 하는 즐거운 '움직임'을 할 때 계속하고 싶어지게 되고, 생활 속에서 습관화되어 평생 건강을 누리게 되는 것이다.

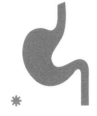

1. 운동부족병

2020년 초부터 시작된 코로나19라는 인류 역사상 전대미문의 사태는 전 인류에게 엄청난 피해를 주었다. 이때 많이 듣게 된 용어가 '기저질환자'라는 것이었다. 왜냐하면 젊고 건강한 사람들에게는 코로나19의 위험도가 매우 낮았으나, 소위 말하는 '기저질환자'들에게는 치명적이었는데 그 이유는 '기저질환자'들이 상대적으로 면역력이 매우 낮기 때문이다.

기저질환(基底疾患, underlying disease)은 다른 질병의 원인이나 밑바탕이 되는 질병을 말한다. 한국에서 가장 흔한 기저질환은 고혈압과 당뇨이며, 이 질환을 갖고 있던 환자들이 코로나19로 인해 사망한 기저질환자들 중 사망률이 가장 높았다.

고혈압 · 당뇨 · 비만과 같은 대표적인 기저질환은 오랜 기간 '성인병'이라고 불려 왔지만, 문제가 있는 용어이다. 왜냐하면 성인병이라고 하면 성인들이 주로 걸리는 병으로 생각되는데, 현실은 그렇지 않기 때문이다. 성인들 중에도 그러한 질병에 안 걸리는 사람이 많은가 하면, 요즘은 어린아이들도 많이 걸린다.

이와 같은 이유로 인해 이제는 성인병이라는 용어 대신 '생활습관병'이라는 용어를 사용하는 것이 더 타당해 보인다. 즉, 일반적으로 성인병이라 불렀던 질병들이 건강에 해로운 생활습관을 지속하게 되면 나이에 관계없이 걸리는 질병이라고 보는 것이 합리적이라는 것이다.

'생활습관병'을 생각할 때 여러 가지 생활습관 중에서도 건강에 가장 해로운 요소는 특히 현대 한국인과 같은 선진국 사람들의 경우는 운동 부족이다. 고혈압·당뇨·비만과 같은 생활습관병은 유전적 요인에도 영향을 받지만 가장 큰 원인은 운동 부족이라는 점에서 이 병은 '운동 부족병'이라고 불리기도 한다.

2. 인간의 생명력을 약화시키는 문명과 문화

1) 생명체란?

다른 모든 동식물과 같이 살아 있는 인간은 생명체라고 부른다. 그런 데 생명체란 무엇이라고 정의할 수 있을까? 철학·종교학·생물학·의학적으로 다양하게 정의 내릴 수 있을 텐데 여기서는 '살아 있다'는 것을 '움직인다'는 것으로 전제하고, 생명체란 '움직이는 몸'이라고 하겠다.

지금 내가 살아 있다고 말할 수 있는 것은 '생각하고 있기' 때문이 아니라, 내가 '움직이고 있기' 때문이라는 것이다. 사실 생각이라는 것도 뇌의 움직임 없이는 불가능한 것이라는 점을 주목할 필요가 있다. 이런 점에서 특히 건강 문제에 관한 한 "나는 생각한다. 고로 존재한다." 는 철학자 데카르트의 말을 '나는 움직인다. 고로 존재한다.'라는 말로 대체하는 것도 좋으리라 본다.

내가 지금 '생명체'일 수 있는 것은 움직일 수 있기 때문이고, 어떤 이유에서든 움직임이 멈추면 생명체가 아니라 바로 '시체'가 되고 만다는 사실은 건강에 있어서 매우 중요하다는 것을 강조하고자 한다.

2) 움직임을 통한 삶

'살아 있다는 것은 곧 움직이는 것'이라는 점에서, 우리의 삶은 태어나는 순간부터 죽을 때까지 단 한순간도 몸의 '움직임'에서 벗어날 수 없다. 인생의 모든 과정이 몸의 움직임을 통한 것이고, 몸의 움직임이 멈추는 순간이 삶이 끝나는 죽음이 되는 것이다.

따라서 우리의 삶에서 '몸의 움직임'은 가장 중요한 요소라는 점을 늘 명심해야 할 것이다. 특히 건강을 생각할 때는 더욱 그러해야 할 것이다.

3) 동물과 식물의 다른 점

참새가 황새걸음을 흉내 내려고 하면 가랑이가 찢어진다는 말은, 몸의 구조에 맞춰 사는 것이 편하고 행복하고 건강하다는 것을 의미한다.

사람도 당연히 몸의 구조와 그에 따른 기능을 알고 그것에 맞춰 사는 것이 바람직한데, 현실적으로 이에 대해 학교에서 충분히 배우지도 못하고 따로 공부할 기회도 거의 갖지 못하고 있다. 그 결과, 몸을 잘못 사용하게 되어 비효율적으로 움직이게 되고 나아가 건강을 해치게도 된다.

따라서 좋은 움직임을 위해서는 몸의 구조와 기능을 다루는 해부학과 생리학에 대한 기본적 이해가 필요하다. 여기서는 인체에서 매우 중요한 부위인 뇌에 한정하여 살펴보겠다.

(1) 동물과 식물이 구조적으로 다른 점

동물과 식물의 가장 중요한 구조적인 차이점은 뇌가 있느냐 없느냐 하는 것이다. 아주 뻔한 이야기 같지만, 동물은 뇌가 있고 식물은 뇌가 없다. 그런데 중요한 것은 그 뇌가 있고 없음에 따라 생활 방식이 확연히 달라진다는 것이다.

(2) 동물과 식물이 삶의 방식에서 다른 점

동물은 뇌가 있으므로 이동하면서 살아간다. 예를 들어, 사람을 포함한 자연의 동물들은 한 장소에서 먹이 활동을 하다가 먹이가 떨어지면 다른 곳으로 먹이를 찾아 이동하는 개척적인 삶을 살아간다.

반면 식물은 뇌가 없으므로, 자신이 뿌리내린 지역이 살아가는 데 아무리 불편하더라도 운명적으로 그곳을 떠나지 못하고 경우에 따라서는 환경의 영향을 받아 죽게도 된다.

여기서 알 수 있는 사실은 뇌의 가장 중요한 기능은 '생각하는 것'이 아니라 '몸을 움직이는 것'이라는 점이다. 오늘날 한국에는 치매라는 병이 매우 위험한 질병으로 등장했는데, 치매는 뇌 기능이 약해진 질병으로 치매에 걸리면 뇌 기능의 약화로 신체 활동 능력, 즉 몸의 움직임 능력이 매우 떨어지게 된다.

뇌 기능을 활성화하고 치매를 예방하고 치료하는 데 매우 유용한 것이 바로 몸의 움직임이라는 연구 결과는 생명체로서의 인간에게 몸의 움직임이 얼마나 중요한가를 잘 보여 준다.

4) 움직임의 원활함이 건강의 척도다

세계보건기구(WHO)에서는 건강을 '단지 질병이 없거나 허약하지 않을 뿐만 아니라 신체적·정신적·사회적으로 안녕한 상태'라고 정의하고 있다. 몸의 움직임을 기준으로 건강의 개념을 본다면, 몸을 자연스럽고 원활하게 잘 움직이면 건강한 것이고, 그렇지 않으면 건강하지 않은 상태라고 할 수 있다.

5) 생명력을 앗아 가는 인간의 문명과 문화

몸의 움직임을 생명체의 핵심적 요소라고 보았을 때, 인류의 행복 증진을 가장 큰 목적으로 진행되어 왔다고 할 수 있는 인류의 문명과 문화는 역설적이게도 한편으로는 인간의 '움직임', 곧 생명력을 빼앗아 오고 있었다.

문명적인 면의 예를 들면, 자연 속에서 수렵과 채집을 하며 몸의 움직임이 활발하던 시대에서 기구와 기계가 발달됨에 따라 인간의 몸 움직임은 점점 줄어 가고 있는 것이다. 몸 움직임의 가장 기본적인 것으로 건강에도 매우 중요한 '걷기'가 이를 잘 보여 주고 있다.

요즘은 유치원 아이들도 등하원길에 걷지 않고 자동차를 이용하는 경우가 많다. 그 결과 일상에서 걷는 시간이 짧아지고 동시에 걷는 능력이 매우 약화되고 걷기를 싫어하는 상태에 이르게 되었다.

또한 '의자에서 시작해서 의자에서 끝나는 여행을 하는 것이 현대인의 일상'이라는 표현과 같이, 많은 현대인이 하루의 대부분을 '의자'에서 보내면서 몸의 움직임이 매우 줄어들게 되었다.

문화적인 면의 예를 들면, 유치원이나 초등학교 저학년 어린이들이 가장 듣기 싫어하는 말이 '공부해라.', '부모 말씀 잘 들어라.'와 같은 것이 아니라, '가만히 있어.'라는 말인 것처럼 현대 문화는 사람들로 하여금 어려서부터 움직이지 못하게 하고 있다. 생명체로 태어나 정상적인 발육 발달과 생명 활동을 하는 과정인 '활발한 몸 움직임'을 애초부터 막아 버리고 있는 것이다.

잘못된 문명과 문화에 젖어 정상적인 몸 움직임을 잊거나 잃어버리거나 귀찮고 쓸데없으며 품위 있는 인간에게 안 좋은 것이라고 생각하는 기성세대들은 '몸 움직임'을 가차 없이 거부하고 있는 것이 현실이다. 이런 현상은 인간의 생명력을 어려서부터 본질적으로 빼앗아 가는 어처구니없는 일이다.

"여호와의 언약궤가 다윗 성으로 들어올 때에 사울의 딸 미갈이 창으로 내다보다가 다윗 왕이 춤추며 뛰노는 것을 보고 그 마음에 업신여겼더라"(대상 15:29)

6) 움직이면 살고 멈추면 죽는다

자연스럽고 정상적인 생명 활동인 몸 움직임이 사라지면서 몸과 마음의 건강에 이상이 생기게 되자, 다행히도 사람들은 몸의 움직임이 건강에 매우 중요한 것임을 자각하게 되었다. 이에 따라 요즘은 사회적으로도 운동을 매우 강조하고 있으며, 운동이 건강에 필수적이고 효과적이라는 점은 이제 거의 모든 사람이 공감하고 있다.

다음의 두 사례는, 의학계에서도 운동이 건강에 매우 중요한 요소라는 사실을 인정하고 있음을 잘 보여 준다.

미국의 최상급 병원인 클리브랜드 클리닉의 연구 책임자인 웰 자베르 박사는, 1991년부터 2014년까지 23년간 12만 2,007명의 환자를 대상으로 연구한 결과, "앉아서 생활하는 사람들이 운동부하 검사에서 좋은 결과를 얻은 이들보다 사망 확률이 500퍼센트나 높았다."고 2018년 발표하였다.

2022년 미국 캘리포니아 교수팀은 2012년부터 2020년까지 63세 이상 5,446명을 대상으로 연구한 결과, "유전적 요인에 의해 오래 살 가능성이 없더라도 규칙적인 운동과 덜 앉아 있는 것과 같은 긍정적인 생활

방식을 취함으로써 수명을 연장할 수 있다."고 발표했다. 이는 운동이 건강에 얼마나 중요한 요소인가를 잘 보여 준다.

몸의 움직임이 생명 활동의 근본이라는 사실과 위의 연구 결과를 종합해 볼 때, '움직이면 살고 멈추면 죽는다.'는 간단하고 함축적인 주장은 매우 설득력이 있는 것이라고 하겠다.

7) 운동이란 무엇인가?

운동이 건강에 매우 중요한 요소라고 할 때, 과연 운동이란 무엇인가? 어떤 운동이 건강에 좋은가? 어떻게 해야 하는가? 등의 문제가 제기된다. 음식이 건강에 필수적이라고 해도 무조건 아무 음식이나 많이 먹을수록 좋은 것이 아닌 것과 마찬가지다.

대개의 한국인들은 운동이라고 하면 일단 힘들게 해야 하는 신체 활동이라고 생각한다. 따라서 힘이 안 들게 하면 그것이 과연 운동이 되느냐고 반문한다. 그런데 운동이란 과연 노동처럼 그렇게 힘들게 해야 하는 것일까?

미국 체육학계 일각에서는 '운동'을 '움직임'이라는 용어와 비교하여 설명한다. 이에 따르면 '운동'은 영어로 엑서사이즈(exercise)라고 하여, '힘들고 어렵게 하는 것'이라고 한다. 이에 반해 '움직임'은 영어로 무브먼트(movement)라고 하여 '쉽고 편한 만큼 하는 것'이다. 그리하여 건강을 위한다면, '운동'은 하지 말고, '움직임'(movement)을 해야 한다고 한다.

운동선수들의 가장 큰 목표는 건강이 아니라 경쟁에서 이기는 것이다. 이로 인해 '힘들고 어렵게' 운동을 하여 자신을 혹사하고, 힘든 노동과 같이 결국은 자신의 건강을 해치는 경우가 많게 된다. 운동선수의 평균 수명이 일반인들보다 짧다는 보고는 이러한 사실을 잘 증명해 준다.

이러한 사실에도 불구하고 많은 한국인들은 말 그대로 이를 악물고 땀을 뻘뻘 흘리며 힘들게 해야 운동이 되고 건강에 도움이 되는 것으로 생각한다. 그리하여 새해를 맞이하여, 건강을 위해 모처럼 체육관에 가서 평소에 안 하던 운동을 이를 악물고 땀을 뻘뻘 흘리며 하루 이틀 하다 3~4일 정도 지나면 그만두게 된다. 그리고 자신이 의지가 없는 사람이라며 자책한다.

그러나 그것은 대한민국 국민들이 의지가 없기 때문이 아니라, 자신의 현명한 잠재의식이 그만두게 하는 것이다. 그렇게 힘든 노동같이 하는 운동은 백해무익한 것이니 당장 그만두라는 강력한 경고에 따른 매우 지혜로운 판단인 것이다.

8) 운동을 하지 말고 움직여라!

바로 앞에서 '운동'은 '힘들고 어렵게' 하는 것으로 건강을 해치는 것이고, '움직임'은 '쉽고 편한 만큼' 하는 것으로 건강에 이로운 것이라고 설명하였는데, '쉽고 편한 만큼' 한다는 것은 '아이들이 노는 것'과 같이 하는 것을 말한다.

아이들은 정상적인 발육 발달을 위해 본능적으로 움직인다. 그 움직임은 '힘들고 어렵게' 하지 않고 '쉽고 편한 만큼' 하는 것이므로 근질근질하던 몸도 시원해지고 정신적으로도 재미있기에 그만 놀라고 하여도 계속 더하고 싶어지게 되는 것이다.

어린아이들이 정상적인 움직임을 평생 꾸준히 해 나갈 때 심신의 가장 적합한 건강을 지켜 가게 된다. 그런데 잘못된 문명과 문화가 그런 움직임을 너무 일찍 멈추게 한 결과, 성인이 되면 건강상의 다양한 문제가 발생되고 있다.

생명체는 이와 같은 본성적인 움직임을 통해 기쁨과 삶의 의미와 보람 및 즐거움 그리고 성취감을 느끼게 되며, 세상과의 다양한 소통을 이어 감으로써 몸과 마음을 건강하게 지키며 자신만의 행복하고 멋진 삶을 만들어 가는 것임에도 불구하고 말이다.

현대인들은 자연적이고 본성적인 움직임을 어려서 멈추게 된 결과로 성인이 되어 건강에 문제가 생기게 되자, 몸의 본성에 맞지 않는 인위적이고 강압적인 소위 말하는 '운동'이라는 것을 하게 된다. 그 결과 오히려 건강을 해치는 경우가 비일비재해지는 것이다.

따라서 이제는 건강을 목적으로 한다면, '힘들고 어렵게' 하는 '운동'은 그만두고, '쉽고 편한 만큼'만 하는 즐거운 '움직임'을 해야 한다. '쉽고 편한 만큼' 하는 즐거운 '움직임'을 할 때 계속하고 싶어지게 되고, 그러한 '움직임'이 생활 속에서 습관화되어 평생 건강을 누리게 되는 것이다.

9) 건강을 위한 '움직임'의 요령

(1) 움직이는 부위를 느끼며 한다

① 감각운동기억상실증(Sensory Motor Amnesia)

자전거를 잘 타던 사람도 오랜만에 타면 처음에는 감각이 더뎌 서툴게 된다. 이런 현상은 단지 자전거와 같은 특수한 경우뿐만 아니라 일상생활 속에서도 다양하게 발생하고 있다. 특히 좌식 생활을 많이 하면서 전신의 균형 감각이 약해지며 나타나는 현상도 많이 있다.

이런 현상을 전문용어로 '감각운동기억상실증'(Sensory Motor Amnesia)이라 부르는데, 현대인들은 개인별로 정도의 차이는 있으나 누구나 일정한 정도의 이런 증상을 갖고 있다. 그 결과로 자신의 몸을 온전히 사용하는 데 장애를 갖게 된다.

② 감각 깨우기(Sensory Awareness)

건강을 위한 움직임에서 가장 중요한 조건은 신체의 잊힌 감각 기능을 깨워 그 기능을 온전히 사용하는 것이다. 즉, '감각 깨우기'를 하는 것이다. '느낀 만큼 알게 되고 아는 만큼 쓰게 된다.'는 말이 있듯이 신체의 특정 부위에 대한 감각이 없으면 그 부위의 기능을 온전히 발휘할 수 없게 되거나 움직임을 통해 다칠 염려도 있기 때문이다. 예를 들면 식물인간이 된 상태의 사람이 팔다리에 문제가 있어 못 쓰는 것이 아니라 해당 부위의 감각 기능이 없기 때문이라는 것과 같다.

③ 신체 부위에 집중한다

감각 깨우기를 하기 위해서는 항상 움직이는 신체 부위에 집중하는 것이 중요하다. 길을 걷다가 넘어지는 것은 걷는 동작에 집중하지 않고 엉뚱한 생각을 하기 때문이라는 것을 참고할 필요가 있다. 운동을 하다 다치는 것은 대개 감각에 집중하지 않은 결과로 나타난다. 감각에 집중하면 과한 동작을 금하는 경계선을 알게 되고, 자신의 능력을 온전히 사용하게 되며, 자신에게 맞는 최적의 조건을 갖추게 된다.

④ 신체 부위에 집중하는 것의 효과

움직이는 부위에 집중하여 '감각 깨우기'를 하는 것은 마음을 한곳에 집중시켜 집중력을 향상시킬 수 있을 뿐 아니라, 복잡한 생각과 감정들이 정리되는 효과도 얻게 되어 심리적으로도 평안해진다.

(2) 몸풀기는 긴장의 힘을 빼며 가능한 천천히 실시한다

① 몸풀기의 필요성

잘못된 자세, 무리한 운동, 스트레스와 같은 요인으로 인해 현대인들의 몸은 굳어 있는 경우가 많다. 이로 인해 통증이 발생하고 신진대사 능력 저하로 면역력도 약화되고 그 결과 질병에도 취약해진다. 또한 몸이 굳어지면 심리적으로도 더욱 경직되어 심신이 더욱 악화된다.

② 몸풀기의 의미

몸을 푼다는 것은 꼬인 밧줄을 한 가닥 한 가닥 풀어내는 것과 같은 방법으로, 뭉쳐서 수축된 근육을 원래의 길이로 회복시키는 것이다. 몸을 푼다는 것이 수축되지 않은 근육을 자연 상태의 원래 길이보다 더 길게 늘리는 것이 아니라는 점에 주목할 필요가 있다.

③ 몸풀기의 방법

여러 가지 요인에 의해 원래보다 짧아진 근육을 원래의 길이로 회복시키기 위해서는, 해당 부위에 의식을 집중하여 불필요하게 들어가는 힘을 느끼고, 그 힘을 빼 주어야 한다. 이를 위해서는 세포 하나하나, 근육 한 줄기씩을 차례로 모두 느끼며 긴장하고 있는 힘을 빼 준다는 생각으로 '가능한 천천히' 움직이는 것이 효과적이다.

이때 절대로 힘을 주어 근육을 늘리지 않도록 주의해야 한다. 인위적인 힘을 주면 근육을 더욱 경직시키거나 손상시킬 수도 있고 감각 깨우기와 해당 근육의 사용 능력에 도움이 안 되기 때문이다.

④ 몸풀기의 효과

몸풀기를 제대로 해 주면, 위에서 언급한 통증 완화, 자세 교정, 면역력 증가, 신진대사 능력 증가, 심리적 평안에 도움을 준다. 이외에도 관절의 가동 범위(ROM: Range of Movement)를 크게 하여 신체 움직임의 범위가 확대되어 움직임이 원활하게 이뤄지는 데에도 도움이 된다.

(3) 쉽고 편한 만큼 놀이를 하듯 즐기며 반복한다

앞에서 언급한 대로 건강을 위한 움직임은 노동이나 운동과 같이 힘들고 어렵게 해서는 안 된다. 대신 어린아이가 즐겁게 놀이를 하거나 어른들이 기분이 좋을 때 저절로 덩실덩실 춤을 추듯 자신에게 '쉽고 편한 만큼' 하여야 한다.

이런 움직임을 하게 되면 덩실덩실 춤을 출 때와 같이 심리적으로도 편해지고 기분이 좋아지며 몸에도 무리가 가지 않게 된다. 또한 이러한 움직임이 주는 즐거움으로 인해 아이들이 놀이를 계속하려는 것과 같이 움직임이 습관화·체질화되며 움직임의 능력과 체력 및 건강 수준도 점진적으로 발전하게 되는 것이다.

또한 '쉽고 편한 만큼'의 기준은 사람마다 다르고, 같은 사람일지라도 날마다 다르기에 항상 똑같이 해야 한다는 강박감에 빠지면 안 된다. 매일 먹는 밥도 몸의 상태에 따라 양이 달라지듯이 자신에게 적정한 운동량도 항상 같을 수는 없기 때문이다.

(4) 보여 주기식 움직임은 절대로 하지 않는다

의사는 각 환자를 진단하고 그 진단 결과에 맞춰 약을 처방하고 치료를 실시한다. 운동도 각자의 상태에 맞게 하는 것이 중요하기에 이런 일을 하는 운동처방사라는 전문 직종이 있다.

개인적으로 건강을 위해 운동이나 움직임을 할 때는 스스로가 자신의 운동처방사가 되어야 한다. 이 말은 절대로 자신의 능력을 벗어나는 과도한 행동은 금해야 한다는 것을 의미한다. 그것은 덩치가 작은 사람이 큰 사람의 식사량을 따라하는 것과 같은 어리석은 행위이기 때문이다.

앞에서도 언급한 대로 '항상 자신의 몸을 느끼며 쉽고 편한 만큼 하는 것이 가장 잘하는 것'이라는 점을 명심해야 한다. 서커스와 같이 과도한 동작을 보고 유연성이 좋다고 생각하고 흉내 내려고 해서도 물론 안 된다.

절대로 남이 한다고 그대로 따라 하려 하지 말고, 자신의 몸에 맞추어서 해야 한다. 또한 남에게 보여 주기 위한 생각으로 과도하게 움직이는 것도 절대 금해야 한다. 고귀한 자신의 몸을 학대하는 잘못된 방법이기 때문이다.

(5) 적정 강도와 시간과 빈도를 맞춰서 한다

오랜만에 힘든 운동을 하고 나면 해당 부위의 근육이 탱탱해져 마치 근육이 급속도로 발달되고 운동이 잘된 것으로 오해하는 경우가 많다.

건강을 위한 움직임의 강도와 양은 그 움직임을 마치고 난 후 무거웠던 몸이 홀가분한 상태가 되었을 때가 가장 적합한 수준이다. 그 이후부터의 움직임은 몸을 피곤하게 하여 노화를 촉진하는 계기가 된다. 몸이 홀가분한 상태까지 움직임을 반복하는 것이 건강에는 가장 좋은 방법이다.

만약 어린아이들이 악을 쓰며 무거운 역기를 드는 운동을 한다면 정상적인 발육 발달에 지장을 받을 것이다. 오히려 기분 좋고 편하게 마음대로 뛰어노는 것이 성장과 건강에도 훨씬 도움이 된다. 자연 속의 동물들도 사람과 같이 일부러 힘든 동작을 하지 않아도 건강하게 잘 지내고 있다는 것을 기억할 필요가 있다.

(6) 극한 스포츠(익스트림 스포츠, Extreme sports)는 건강을 위한 것이 아니다

학자들에 따라 약간의 차이는 있지만, 일반적으로는 스포츠란 용어의 의미에 '경쟁'이라는 요소를 포함시키는 경우가 많다. 이 말은 스포츠는 건강보다는 경쟁을 목적으로 하는 경우가 많다는 것을 의미한다.

철인경기, 풀코스 마라톤과 같은 익스트림 스포츠는 경쟁이나 정신적 성취감 등을 주목적으로 하는 것이기에 건강에는 적합하지 않은 것이다.

움직이는 것을 귀찮아하는 경우에 대하여 '안 움직이다 보면 못 움직이게 된다.'는 말이 있는 반면에 '기계를 안 쓰면 녹이 슬지만, 너무 쓰면 닳거나 고장 나게 된다.'는 말이 있음을 명심해야 한다.

10) 체력의 종류와 요소

건강을 생각할 때 빼놓을 수 없는 것이 체력이다. 이런 점에서 건강 상태를 이야기할 때 체력이 좋은가를 묻곤 한다. 그런데 일반적으로 체력이라는 것을 대개 근력 정도로만 생각하기에, 체력 향상을 하고자 할 때 근육량을 늘리는 것에만 초점을 맞추는 잘못된 경우가 많다.

체력이란 단순히 근력만을 말하는 것이 아니라, 신체가 갖고 있는 다양한 기능을 효과적으로 사용하는 데 필요한 여러 가지 요소들을 말한다. 체력에 대한 바른 이해를 바탕으로 체력 향상의 바른 목표 설정과 성취를 위해 체력의 종류와 체력을 구성하는 요소들을 살펴보겠다.

(1) 체력의 종류
일반적으로 체력은 다음과 같이 두 가지로 나뉜다.

① 운동 체력(기술 체력)의 개념
특정한 운동 종목을 잘 수행하기 위해 필요한 체력을 말한다. 예를 들면 역도 선수나 단거리 달리기 선수, 마라톤 선수, 체조 선수들이 각각의 종목을 잘 수행하는 데 필요한 체력을 말하는 것으로, 운동 종목에 따라 필요한 체력 요소가 다르다. 이런 점에서 건강을 위한 체력과는 다른 점이 있다.

② 건강 체력
운동 수행 능력과는 관계없이 사람이 건강하게 살아가는 데 필요한 신체적 능력을 말한다. 일반인들이 건강을 목적으로 한다면 운동선수들이 추구하는 운동 체력이 아니라 건강 체력에 집중해야 한다.

(2) 체력의 구성 요소
① 운동 체력의 여섯 가지 구성 요소

- **민첩성**: 제한된 공간에서 신체의 움직임을 빠르고 정확하게 바꾸는 능력이다.
- **평형성**: 정지한 상태나 움직임 중에 신체의 균형을 유지하는 능력이다.
- **협응성**: 운동 과제나 기술을 정확하게 수행하는 데 필요한 신체 각 부위의 감각을 사용하는 능력이다.
- **순발력**: 신체의 에너지를 빠른 속도로 힘으로 바꾸는 능력이다.
- **반응시간**: 소리나 빛 등 외부 자극에 반응하는 데 사용되는 시간을 말한다(달리기에서 출발 신호에 반응하는 시간 등).
- **스피드**: 단시간에 신체를 움직일 수 있는 능력이다.

② 건강 체력의 다섯 가지 구성 요소
- **신체 구성**: 근육·지방·골격 등 신체를 구성하고 있는 요소들을 말하는데, 크게는 체지방과 제지방으로 나누고 그 비율을 신체 구성이라고 부른다.
- **심혈관지구력**: 심장·혈관·혈액·호흡기관 등 근육에 영양분과 산소를 공급하는 데 사용되는 신체 기관들을 사용하는 능력이다.
- **근지구력**: 근육을 피로감 없이 반복적으로 지속하여 사용할 수 있는 능력이다.
- **유연성**: 관절을 움직일 수 있는 범위가 어느 정도인가를 말한다.
- **근력**: 무거운 중량을 들 수 있는 근육의 힘을 말한다.

3장

자세와 건강

심리적 스트레스가 신체적 자세를 변형시킨다면, 신체적 자세의 변화는 생각과 감정을 변화시키기도 한다. 즉, 자세를 바꾸면 생각과 감정도 바뀌고, 생각과 감정을 바꾸면 자세도 바뀌게 된다는 것이다. 또한 신체적 자세는 신체적 건강과도 밀접한 관계가 있다.

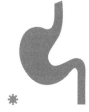

"롯이 아브람을 떠난 후에 여호와께서 아브람에게 이르시되 너는 눈을 들어 너 있는 곳에서 북쪽과 남쪽 그리고 동쪽과 서쪽을 바라보라"(창 13:14)

"여호와께서 여호수아에게 이르시되 일어나라 어찌하여 이렇게 엎드렸느냐"(수 7:10)

"금과 은과 놋과 철이 무수하니 너는 일어나 일하라 여호와께서 너와 함께 계실지로다 하니라"(대상 22:16)

운동이나 움직임 등 모든 신체 활동은 대개가 한정된 시간 내에서만 할 수 있는 것이다. 그러나 자세는 신체 활동을 할 경우를 포함하여 태어나서 죽는 순간까지 자신의 삶과 항상 함께한다.

사실 사람은 살아 있는 동안은 단 한순간도 자세에서 벗어날 수 없다. 자세는 이와 같이 단순히 건강의 문제뿐 아니라 삶의 전 과정과 분리할 수 없는 것이다. 이런 의미에서 삶이란 '자세가 변하는 과정'이라고 해도 과언이 아닐 정도로 자세는 우리의 삶에서 매우 중요한 자리를 차지한다.

좀 더 구체적으로 보면, 자세는 사회적 성공, 생각과 감정, 심신의 건강 등 세 가지 면과 깊은 관계를 갖고 있다는 점에서 '자세를 바꾸면 인생이 바뀐다.'고까지 할 수 있겠다.

1. 자세는 사회적 성공에 큰 영향을 준다

1) 자세는 첫인상을 결정한다

사람들의 사회적 성공에는 인간관계가 매우 중요한 요소이며, 인간관계에서 가장 중요한 것은 첫인상이라고 한다. 그런데 첫인상을 결정짓는 것은 단순히 얼굴 표정이 아니라 전신의 모습을 보여 주는 자세이다. 이런 의미에서 전신의 자세를 얼굴 표정이라는 말과 비교하여 '전신 표정'이라고 하고자 한다.

표정(表情)이란 감정을 표시하는 것이라 할 때, 내면의 감정은 단순히 얼굴에만 나타나는 것이 아니라 전신에 나타난다. 실제로 가슴을 활짝 폈을 때와 안쪽으로 웅크렸을 때는 감정이나 사고의 상태 및 외모가 확연히 달라 보인다.

2) 자세는 외관상 나이를 결정한다

사람은 직립 생활을 하게 되면서 중력의 영향으로 척추가 수축된다. 또한 평소의 잘못된 자세와 심리적 요인으로 인해 굽어지기도 하는데, 특히 척추가 앞으로 굽어지면 노인 자세가 되어 나이가 더 들어 보인다. 반대로 척추가 반듯하면 나이에 관계없이 젊어 보인다.

3) 자세는 신체의 키를 결정한다

많은 한국인들은 자신의 키가 커 보이기를 바란다. 이런 욕망을 충족시키기 위한 수단으로, 특히 여성들은 하이힐을 신게 되며, 남성들도 키높이 구두라는 것을 찾게 된다.

그런데 자세가 굽어지면 자신의 실제 키보다 보통 2~3센티미터는 작아진다. 안타깝게도 많은 현대인들은 이와 같이 자신의 키를 작게 하는 자세를 취하고 있음에도 그 사실을 잘 모르는 경우가 많고, 이에 따라 본래의 키를 찾으려는 노력도 못하고 있다.

옆에서 보았을 때 상체가 앞이나 뒤로 굽어 있는 자세를 바르게 교정한다면 잃어버린 자신의 키를 회복할 수 있다.

2. 자세는 생각과 감정에 큰 영향을 준다

1) 자세를 변형시키는 스트레스

대개의 척추동물은 강한 자로부터의 위협을 받으면 척추를 앞쪽으로 둥글게 말아 덩치를 작게 만들어 자신의 몸을 숨기려는 본능을 갖고 있다.

사람도 외적 혹은 내적 요인에 의해 스트레스를 받으면, 다음과 같이 신체의 자세가 변하게 된다. 먼저, 얼굴은 코를 중심으로 수축하고, 척

추와 어깨는 앞쪽으로 둥글게 말려 웅크린 자세
를 취하고, 허벅지는 복부 쪽으로 웅크리고, 무
릎도 굽히며 전체적으로 어머니 자궁에서 웅크
리고 있던 자세와 유사한 자세를 취하게 된다.

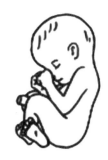

2) 생각과 감정을 변화시키는 자세

  심리적 스트레스가 신체적 자세를 변형시킨다면, 신체적 자세의 변
화는 생각과 감정을 변화시키기도 한다. 이런 사실은, 몸과 마음은 원
래 분리될 수 없는 하나의 존재라고 보는 심신일원론의 입장을 뒷받침
한다.

  핵심적 사실은 신체적 자세는 생각과 감정에 영향을 주고, 생각과 감
정은 신체적 자세에 영향을 준다는 것이다. 즉, 자세를 바꾸면 생각과
감정도 바뀌고, 생각과 감정을 바꾸면 자세도 바뀌게 된다는 것이다.

3) 자세를 바꾸어 감정을 바꾸는 방법

  하버드대학교 경영대학원의 에이미 커디(Amy Cuddy) 교수는 수많은
사람들을 대상으로 연구하여 이런 사실을 과학적으로 증명하였다(프
레즌스, 2016). 그는 연구 결과를 통해 "확장적이고 개방적인 자세가

그 사람의 심리적이고 행동적 변화뿐만 아니라 생리적 변화까지도 유발한다."(프레즌스, 313쪽)고 하였다.

또한 "신체를 확장하면 자기 자신에 대해 보다 긍정적으로 생각하게 되며 이렇게 인식하는 자아 개념을 보다 확신하게 된다. 또한 머리가 맑아지고 창의성을 발휘하며 인지를 지속적으로 이어가고 추상적으로 생각할 수 있는 여유가 생긴다."(프레즌스, 332쪽)고 하여 신체의 자세가 생각과 감정에 미치는 영향을 잘 보여 주었다.

에이미 커디 교수가 말하는 "확장적이고 개방적인 자세"는 원더 우먼과 같은 자세인데, 이 자세와 같은 효과를 내는 쉬운 방법은, 막대기를 사진과 같이 등과 양 팔꿈치 사이에 끼우고 멈추는 것이다. 막대기를 끼우고 2분 정도 지나면 어깨가 펴지면서 편안해지는 것을 느끼게 된다.

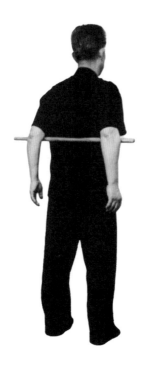

3. 자세는 몸과 마음의 건강과 큰 관계가 있다

앞에서 살펴본 에이미 커디 교수의 연구 결과에서 알 수 있듯, 신체적 자세는 우울증과 같은 심리적 건강 문제와 매우 밀접한 관계를 갖고 있다. 또한 신체적 자세는 신체적 건강과도 밀접한 관계가 있다.

현대인들이 많이 겪고 있는 목디스크나 허리디스크 등 척추질환은 거의 잘못된 자세에서 기인한다. 일자목, 거북목, 일자허리, 척추측만과 같은 용어는 모두 척추의 잘못된 자세를 의미하는 것이다. 이외에도 가슴답답증, 소화불량, 변비 등 많은 질병들도 잘못된 자세로 인한 경우가 많다.

4. 몸과 마음의 건강을 위한 바른 자세

1) 바른 자세란 무엇인가?

몸과 마음의 건강을 위해서는 바른 자세가 중요하다고 하였는데, 바른 자세의 의미를 정확히 알아야 한다. 일반적으로 바른 자세를 군인들의 부동자세나 전봇대처럼 꼿꼿하게 굳어 있는 경우를 생각하는 경우가 많다. 그러나 부동자세는 군인들의 정신 훈련을 위한 것으로 건강에는 해로운 긴장의 자세이다. 건강을 위한 바른 자세는 아래와 같이 설명할 수 있다.

(1) 신체의 무게 중심축을 기준으로 전후좌우 균형과 대칭을 이룬
상태

신체의 무게 중심축을 중심으로 머리, 어깨, 양손, 양다리와 발이 한
쪽으로 기울게 되면 골격과 근육 및 내장기관 및 심리 상태에 안 좋은
영향을 주게 된다. 따라서 바른 자세를 위해서 외관적으로도 가능한
한 좌우의 균형을 맞추도록 한다.

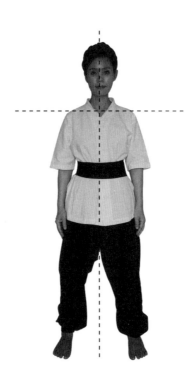

(2) 특정 부분의 근육 수축이 없는 상태

자세를 결정짓는 것은 근육의 수축과 이완이다. 즉, 몸이 한쪽으로
기울었다는 것은 기운 방향의 근육은 수축되고 반대 방향은 이완되었

다는 것을 의미한다.

　바른 자세란 몸의 전후좌우 특정 방향의 근육이 수축하지 않은 상태로 가장 편안한 자세이기도 하다. 이 자세는 부동자세인 차렷 자세처럼 근육이나 관절이 뻣뻣하게 긴장된 자세가 아니라 온몸이 부드러운 자세이기도 하다.

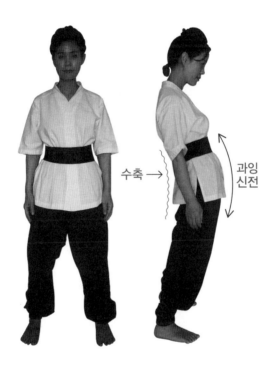

수축 →

과잉
신전

⟐ 보충

모든 생명체는 지구의 중력으로부터 영향을 받고 있는데, 생명력이 강할수록 중력을 벗어나 위로 올라가고 생명력이 약해지면 중력에 이끌려 지면으로 내려가게 된다.

사람이 병들면 자리에 눕게 되고 회복되면 자리에서 일어서는 것 그리고 식물이 영양분이 결핍되면 쓰러지는 것이 이를 증명하는 사례이다. 바른 자세란 몸의 무게 중심을 유지함으로써 중력과 조화를 이루어 중력의 부담을 가장 적게 받고 있는 자세라고도 할 수 있다.

2) 바로 서기 방법

(1) 서 있을 경우 전신의 자세는 두 발의 위치가 결정한다

첫째, 두 발을 11자 형태로 나란히 위치한다.

둘째, 두 발의 간격은 어깨가 아닌 골반 너비 정도로 벌린다.

셋째, 양쪽 엄지발가락 끝을 일직선으로 맞추고 선다.

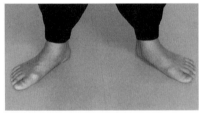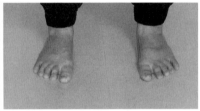

◈ 보충

먼저 자연스럽게 선 다음 양발의 위치를 비교한다. 한쪽 발이 뒤로 더 틀어지거나 물러나 있으면 그쪽 골반이 틀어진 것이라고 생각하고 양쪽을 일직선으로 맞춘다.

양발의 앞쪽이 뒤쪽보다 넓은 팔자로 되어 있다면, 그 자세에서 양 앞쪽 허벅지 근육에 느껴지는 강도를 확인한 후, 다시 발을 11자로 모은 후의 강도를 비교해 본다. 11자로 했을 때 안정된 힘이 든든하게 실려 있음을 알게 되는데, 그 자세가 좋은 자세이다.

양발을 팔자로 벌리면 서 있을 때나 걸을 때에도 역학적으로 무릎이 원래의 운동 방향인 앞뒤가 아닌 사선으로 비틀리게 되며 이에 따라 무릎 연골도 많이 닳게 될 뿐만 아니라 상체 전체의 자세도 나빠지게 된다.

(2) 양발에 실리는 체중의 균형을 맞춘다

대개의 사람들은 정도의 차이는 있을지라도 서 있거나 걸을 때, 한쪽의 다리에 더 많은 체중을 싣게 되는데, 그것이 지속되면 몸의 균형을 잃게 된다. 따라서 양발에 실리는 체중의 균형을 맞추기 위한 아래와 같은 연습이 필요하다.

첫째, (1)번의 세 단계를 마친 후, 좌우 발에 느껴지는 체중을 비교한다. 한쪽이 더 무겁게 느껴진다면 체중을 가벼운 발쪽으로 살짝 옮겨 양발에 실리는 체중을 같게 만든다. 특히 초보일 때는 수시로 조절하도록 한다.

둘째, 발의 전후좌우 어느 쪽에 체중이 편중되었는가를 확인한 후, 체중이 발바닥 전체에 골고루 실리도록 상체를 좌우로 천천히 움직여 조정한다. 이때 그림과 같이 체중이 발바닥 3점에 골고루 분산되도록 몸통을 전후좌우로 천천히 움직인다.

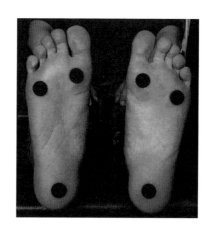

(3) 허리를 반듯하게 편다

서 있을 때 주의해야 할 가장 중요한 것은 허리를 꺾지 않도록 하는 것이다. 허리를 꺾게 되는 원인은 심리적 요인과 함께 앞에서 말한 속 근육이 제 역할을 감당하지 못해 상체가 중심을 못 잡고 뒤로 넘어지기 때문이다.

사진과 같이 허리를 꺾고 서면 머리도 앞으로 숙이게 되어 거북목이 되고, 종아리 · 허리 · 어깨 · 목 부위 등의 많은 근육이 경직되는 큰 문제가 발생하게 된다. 또한 허리를 꺾으면 아랫배(단전부위)가 당기게 되어 심호흡(단전호흡)에도 장애가 되고, 배 속의 근육도 긴장되어 속이 불편해진다.

몸매를 말할 때 뒤태(뒷모습)라는 용어를 사용하는 경우도 있으나 뒤태보다 훨씬 중요한 것은 옆태(옆모습)이다. 옆태는 건강과 외모 모두와 매우 밀접한 관계를 갖고 있기 때문이다.

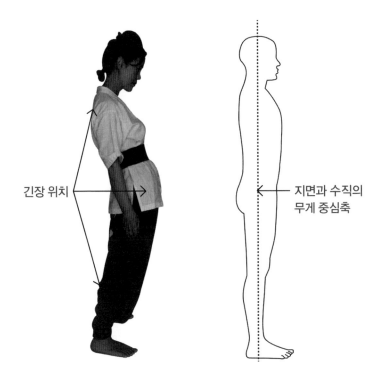

긴장 위치

지면과 수직의
무게 중심축

옆태를 바르게 하는 방법으로는 여러 가지가 있는데, 가장 중요한 것은 스스로 자신의 어느 근육이 수축되어 있는지를 고유수용기를 통해 인지하는 것이다.

이를 위해서는 먼저 서 있는 상태에서 종아리 부분 근육의 감각을 느껴 보고 종아리 근육을 당기는 힘이 느껴진다면, 그 힘이 상체 어디로 연결되는가를 살핀 후, 골반 부위를 앞뒤로 움직이는 과정을 통해 종아리부터 다시 차례대로 긴장을 풀어 주어 목 부위까지 편안해짐을 느끼도록 한다.

서 있을 경우 종아리의 근육이 긴장되면 상체도 긴장되고 종아리가 이완되면 상체도 편해진다. 종아리의 긴장을 풀기 위해서는 엉덩이를 뒤로 살짝 움직이며 이완됨을 느끼면 된다. 훈련이 잘되면 언제든지 바른 자세를 유지하는 데 큰 도움이 된다.

다른 방법으로는 발바닥의 특정 부분에 힘이 편중되지 않고 전체적으로 가볍게 느끼는 방법도 있다. 발바닥의 특정 부위에 무게가 집중되고 긴장되면 전신이 긴장되기 때문이다(허리를 꺾고 있다면 종아리와 허리 양쪽과 앞부분 그리고 어깨와 목까지 긴장의 힘이 이어지고 있음을 알 수 있을 것이다).

전신을 바로 세우는 또 다른 요령은 머리에 물건을 올리고 떨어지지 않도록 중심을 잡는 연습을 하는 것이다. 머리의 물건을 떨어뜨리지 않으려면 몸이 지면과 수직을 이루는 중심을 잡아야 하기 때문이다.

(4) 날개뼈(견갑골)와 꼬리뼈를 수직으로 세우기

상체가 굽었다는 것은 날개뼈가 꼬리뼈보다 앞이나 뒤쪽으로 기울었다는 것을 의미한다. 따라서 척추를 바르게 세우기 위해서는 옆에서 보았을 때 날개뼈와 꼬리뼈가 일직선 수직이 되도록 선다.

(5) 구름 위에 떠 있다는 상상을 하며 긴장을 풀어 준다

우리의 몸은 정도의 차이는 있어도 보통 때에도 대개 긴장되어 있는데, 이 긴장을 풀어 주는 것이 바른 자세를 위해 중요하다.

앞에 설명한 과정을 다 거친 후 혹은 그 이전에라도, 서 있는 상태에서 양 발바닥에 느껴지는 체중을 감지하고 기억한 다음, 자신의 두 발이 딛고 있는 바닥이 자신을 떠받쳐 주고 있거나 혹은 자신이 물이나 구름 위에 떠 있는 상태를 상상하고 나서 다시 체중을 느껴 보면 반드시 더 가볍게 느껴짐을 알 수 있을 것이다.

그것이 바로 몸이 날아갈 듯 홀가분하다고 하는 상태이며 쓸데없는 긴장이 풀린 상태이다. 수영장에서 가라앉을 것이 두려워 긴장하면 몸이 가라앉으나 긴장을 풀면 몸이 뜨는 원리라고 생각하면 쉽게 이해될 것이다.

이 방법은 잠들기 전에 활용하면 여러 가지로 도움이 된다. 수면을 위해 누웠을 때, 방바닥이나 침대(약간 단단한 매트가 감각 느끼기에

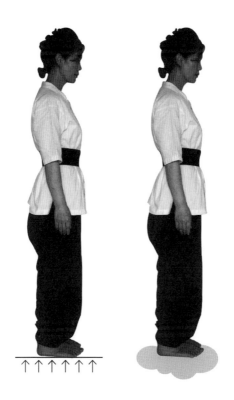

유리하다)가 자신의 몸을 떠받쳐 주고 있다고 생각하면 긴장이 풀려 숙면에 도움이 된다. 평시에도 가급적 이 상태를 항상 유지하도록 노력하는 것이 심신의 긴장 완화를 통한 스트레스 해소와 바른 자세를 유지하는 데 도움이 된다.

(6) 머리의 무게가 사라지고 풍선과 같이 상승한다고 상상한다

사람들은 대개 평소에도 지구의 중력과 잘못된 습관 그리고 정신적 압박에 의해 머리의 무게가 전신을 압박하고 척추와 하체의 관절이 눌리고 굽어짐으로 인해 키가 작아지는 자세로 있게 되고, 이에 따라 심

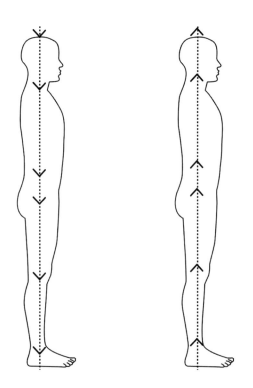

리적으로도 불편하게 된다.

이 문제를 해결하기 위해 머리의 무게가 사라지고 머리부터 발목까지의 전신이 용수철이 늘어나듯 위로 천천히 부드럽게 상승하게 된다는 것을 생각하는 것이 좋다.

이때 주의할 점은 절대로 인위적인 힘을 주어 근육을 늘리는 것이 아니라 그 모습을 떠올리기만 하는 일종의 이미지 트레이닝을 해야 한다는 것이다. 그래야 심신의 긴장이 생기지 않고 편안하게 이완되기 때문이다.

(7) 체중이 0이 된다고 상상하며 전신의 긴장을 풀어 준다

전신을 최종적으로 다시 살피고 마지막으로 여전히 긴장된 곳이 있다면 그곳의 긴장을 풀어 체중이 0이 되어 전신이 날아갈 듯 가볍고 홀가분한 상태를 유지하도록 한다.

3) 의자에 바로 앉기

(1) 일반적 앉기의 문제점

일반적으로 엉덩이를 뒤로 깊게 넣고 등을 등받이에 붙이고 앉는 것을 의자에 바로 앉는 방업이라고 한다. 이렇게 앉아야 척추를 바르게 세우고 앉는 것이라고 생각하기 때문이다.

그러나 여기서 간과하지 말아야 할 것은 엉덩이를 뒤로 깊게 넣으면 상체의 체중을 받쳐 줄 인체의 토대가 없어져 척추를 바로 세우기 힘들고 따라서 척추는 저절로 무너지게 된다는 것이다.

등을 등받이에 붙이라고 하는 것은 이미 척추에 무너지려는 힘이 실려 있다는 것을 전제하고, 그 무너지려는 척추를 더 이상 무너지지 못하도록 인위적으로 받쳐 주라는 것이다. 즉, 병이 난 원인을 제거하려고 하지 않고 이미 발생한 병을 더 이상 악화되지 않도록 하는 차선책에 불과하다. 가장 좋은 것은 처음부터 척추가 굽어지지 않도록 앉는 것이다.

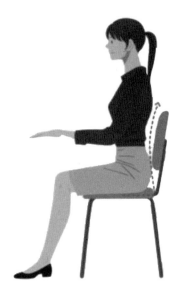

참고로, 소파는 척추 건강을 해치는 가장 대표적인 가구이다. 왜냐하면 소파에서는 척추를 바로 세우고 앉을 수 없고 활처럼 휘게 할 수밖에 없기 때문이다.

실제로 척추를 휜 자세로 오래 있으면 몸통의 근육과 같은 몸 바깥의 불편함, 호흡이나 소화와 같은 몸 내부의 불편함, 심리적 위축 등이 발생하는 관계로 소파용 등 받침 쿠션을 사용하는데, 이런 것들은 병을 주고 약을 주는 임시방편에 불과하다. 따라서 애초부터 등 받침 쿠션이 아예 필요하지 않는 자세를 취하는 것이 중요하다.

(2) 의자에 바로 앉는 법

의자에 앉을 때에는 생식기가 의자 밖으로 나올 정도까지 엉덩이를 앞으로 끌어내어 좌골(坐骨, sit bone)만 의자에 닿게 하고 앉아야 한다 (체격에 따라 다르지만 대개 의자에 올리는 엉덩이의 길이는 20㎝ 미만이다).

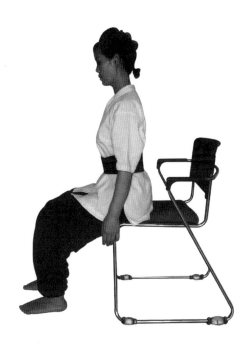

좌골 부위만 의자 바닥에 올리고 앉으면 상체의 체중이 좌골에 실리고 좌골은 상체의 체중 받침대가 되어 척추는 전혀 힘들이지 않아도 저절로 바로 서게 된다. 이것이 인체 구조에 맞게 의자에 앉는 이상적인 방법이다.

◈ 보충

사전에서는 좌골(坐骨)에 대해, "① 궁둥이뼈의 아래 부위를 차지하는 굴곡진 좌우 한 쌍의 뼈, ② 앉았을 때 바닥에 닿으며 몸을 지탱한다." 고 설명하고 있다(Daum 사전). 앉을 좌(坐) 자를 사용하는 좌골은 말 그대로 앉을 때 사용하는 뼈라는 뜻이다.

실제로 의자에 좌골을 상체의 무게 중심축으로 삼고 앉으면 척추가 반듯하게 펴지는 느낌이 온다. 그러나 대개 몇 분 못 가서 허리를 뒤로 무너뜨리고 앉게 된다. 그것은 상체의 균형을 잡아 주는 다열근, 기립근과 같은 속 근육의 기능이 약해졌기 때문이다. 따라서 처음에는 힘이 들어도 반복적으로 사용하여 좌골로 앉는 습관을 들이는 것이 필요하다.

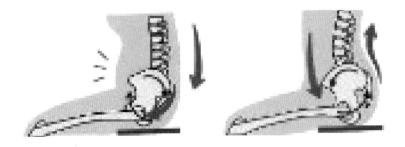

* 위의 그림에서 바닥에 닿는 뾰족한 부위가 좌골이다.

4장

사랑과 건강

'군중 속의 고독'이라는 말이 오래전부터 사용되었다시피, 산업화된 사회에서 많은 사람들과 부딪히며 살아가는 현대인들의 대부분은 외롭게 살아가고 있다. 그런데 외로움은 정도가 심해지면 자살까지도 초래할 만큼 건강에 치명적이기에 주의할 필요가 있다.

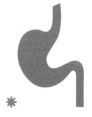

"여호와 하나님이 이르시되 사람이 혼자 사는 것이 좋지 아니하니 내가 그를 위하여 돕는 배필을 지으리라 하시니라"(창 2:18)

"야곱아 너를 창조하신 여호와께서 지금 말씀하시느니라 이스라엘아 너를 지으신 이가 말씀하시느니라 너는 두려워하지 말라 내가 너를 구속하였고 내가 너를 지명하여 불렀나니 너는 내 것이라"(사43:1)

"하나님이 세상을 이처럼 사랑하사 독생자를 주셨으니 이는 그를 믿는 자마다 멸망하지 않고 영생을 얻게 하려 하심이라"(요3:16)

"내 계명은 곧 내가 너희를 사랑한 것 같이 너희도 서로 사랑하라 하는 이것이니라. 사람이 친구를 위하여 자기 목숨을 버리면 이보다 더 큰 사랑이 없나니 너희는 내가 명하는 대로 행하면 곧 나의 친구라"(요15:12-14)

1. 21세기 대한민국의 슬프고 심각한 자화상

영토가 작은 대한민국이 세계 10대 경제대국으로 발전한 것은 놀랍고 기분 좋은 일이다. 그런데 자살률이 세계 1위라는 소식은 우리를 매우 슬프게 한다. 특히 모든 연령층 가운데 20대의 자살률이 가장 높다는 것은 더욱 심각한 사회적 문제가 되고 있다.

현재 대한민국은 인구가 감소하는 나라로 국가 차원에서도 출산 장려를 위해 엄청난 예산을 쏟아부으며 많은 노력을 하고 있다. 그러나 아무리 출산을 장려하더라도 20여 년 힘들여 양육시키고 교육시켜서 사회적으로도 소중한 노동 자원이자 무엇보다 출산을 가장 왕성히 할 수 있는 20대에 이르러 자살을 한다면 출산 장려가 무슨 의미가 있겠는가?

이런 점에서 본다면, 출산 장려보다 더욱 노력해야 할 것이 자살 방지라고 할 수 있겠다.

2. 자살을 부르는 '사랑 결핍증'

1) 자살의 궁극적 원인

어떤 문제를 해결하기 위해서는 그 문제의 발생 원인을 정확히 알아내야 한다. 자살 방지도 마찬가지인데, 과연 한국인들이 그렇게 많이 자살을 하는 원인은 무엇일까?

2020년 경찰청 자료에 의하면, 한국인의 자살 원인은 1위가 정신적·정신과적 문제로 4,905명(38.4%), 2위가 경제생활 문제로 3,249명

(25.4%), 3위는 육체적 질병 문제로 2,172명(17.0%), 4위는 가정 문제로 891명(7.0%) 등으로 나타나고 있다.

이외에도 자살을 하게 되는 원인은 여러 가지가 있는 것으로 조사되고 있다. 그러나 이러한 다양한 원인은 모두 궁극적 원인이라고 생각하지 않는다. 왜냐하면, 위에 열거한 여러 가지 원인이 발생한다고 모든 사람이 자살하지는 않기 때문이다.

다양한 자살 원인의 공통적인 궁극적 원인은 자신이 힘들 때 그것을 혼자서 이겨 낼 힘이 부족하다는 것이다. 이 세상의 누구든 심리적으로 약해질 때가 반드시 있게 마련이다. 인간은 본래적으로 완전한 존재가 아니기 때문이다.

중요한 것은 이러한 상황에서 그 어려움을 함께 나눌 아주 친근한 친구나 이웃이 있느냐의 여부라고 하겠다. '백지장도 맞들면 낫다'는 속담이 있듯이 아무리 힘들고 어려운 일이라고 하더라도 함께 나눌 이웃이 있다면 비록 힘이 들긴 할지라도 반드시 극복해 낼 수 있기 때문이다. 억수같은 비가 쏟아지는 캄캄한 밤에 공동묘지를 혼자 걸어가는 것은 불가능해 보일지라도 친구들과 함께 가면 가능케 되는 것을 생각해 볼 수 있다.

고난의 길을 함께 걸어갈 친구가 없으므로 자살을 하게 된다고 볼 때, 자살의 궁극적 원인을 '사랑의 결핍'이라고 할 수 있겠다. 죽을 만큼 힘들 때 자신과 따뜻한 사랑을 나눌 이웃이 없기 때문에 자살한다고 보기 때문이다.

특히 뉴스에 자주 등장하는 '동반자살'은 사랑을 갈급해하는 상황을 잘 보여 주는 사건이다. 이 세상에서 닥치는 어려움을 혼자서 극복하기 힘들어 저세상으로 떠나려는 그 길조차도 너무 외로워 누군가와 손을 붙잡고 서로 위로를 주고받고자 하는 안타깝고 애절한 마음을 보여 주는 것이 '동반자살'이라고 본다.

2) 사랑의 개념과 다양한 특징

사랑은 자살 행위에서 보는 바와 같이 사람을 죽이기도 하고 살리기도 하는 엄청난 힘을 가졌다. 그러면 사랑이란 것이 도대체 무엇이기에 그러한 힘을 발휘할까?

(1) 사랑의 정의

대개의 다른 용어들에 대한 정의와 마찬가지로 '사랑'에 대해서도 정의를 내리기는 매우 어렵다. 국어사전(새우리말 큰사전, 삼성출판사, 1984)에서는 사랑을 "중히 여기어 정성과 힘을 다하는 마음"이라고 풀이하고 있다.

(2) 사랑의 어원

사랑이라는 용어의 어원은 정확히 밝혀지고 있지는 않다. 여러 가지 사항들을 참고하여 내린 다음의 정의는 사랑의 핵심적 의미를 잘 나타내고 있는 것으로 보인다.

"亽랑(사랑)은 상대방을 이모저모 깊이 생각하고 헤아리면서 배려하는 마음"(우리시대의 사랑, 감성총서 9. 전남대학교 출판부, 2014. 33-34쪽)

(3) 성경에서의 사랑

성경에서는 사랑에 대한 개념보다 여러 가지 특징을 설명하고 있다. 주요한 일부만을 소개한다.

"사람이 친구를 위하여 자기 목숨을 버리면 이에서 더 큰 사랑이 없나니"(요한복음 15:13)

"그가 자기를 위하여 목숨을 버리셨으니 우리가 이로써 사랑을 알고 우리도 형제를 위하여 목숨을 버리는 것이 마땅하니라"(요한일서 3:16)

위의 두 구절에서 나타나는 사랑의 핵심적 개념은 '목숨을 버린다'는 표현에서 알 수 있듯이 바로 남을 위한 '희생'이라고 하겠다. 사랑은 남을 위한 '희생'이라고 할 때, 그 사랑은 아래의 고린도전서에서 보여 주는 것과 같이 다양한 형태로 실천적 특징을 갖게 된다.

"4: 사랑은 오래 참고 사랑은 온유하며 투기하는 자가 되지 아니하며 사랑은 자랑하지 아니하며 교만하지 아니하며, 5: 무레히 행치 아니하며 자기의 유익을 구치 아니하며 성내지 아니하며 악한 것을 생각지 아니하며, 6: 불의를 기뻐하지 아니하며 진리와 함께 기뻐하고, 7: 모든 것을 참으며 모든 것을 믿으며 모든 것을 바라며 모든 것을 견디느니라"(고린도전서 13:4-7)

(4) 논어에서 말하는 사랑(仁)

공자의 핵심사상을 기록한 『논어』에는 사랑에 해당되는 '仁'에 관한 구절이 많이 있는데, 가장 함축적이고 근본이 되는 것은 '살신이성인'(殺身以成仁)이라고 하겠다. 여기서 보여 주는 '사랑'(仁)이란 남을 위해 자신의 생명까지도 아끼지 않는 희생이라는 것이다. 예수가 죄인들을 위해 생명을 바친 희생과 연관하여 생각해 볼 만한 개념이다.

3. 현대인의 외로운 모습

'군중 속의 고독'이라는 말이 오래전부터 사용되었다시피, 산업화된 사회에서 많은 사람들과 부딪히며 살아가는 현대인들의 대부분은 외롭게 살아가고 있다. 그런데 이 외로움은 사회적으로도 심각한 문제로 떠오르게 되었다.

한때는 세계를 정복하다시피 했고, 오늘날에도 소위 말하는 선진국에 해당되는 영국뿐만 아니라 경제적으로 상대적 부국인 나라들에서도 이 외로움의 문제는 심각한 수준에 도달하게 되었다.

영국 정부에서 국민들이 갖고 있는 외로움의 문제를 해결하기 위하여, 2018년 1월에 '외로움 담당 장관(Minister for Loneliness)직을 만들었다는 것은 영국 국민들이 겪는 외로움의 심각성을 잘 보여 주는 일이다.

한국과 가까운 일본에서도, 2022년 2월 고독과 고립담당 장관직을 신설하여 외로움의 문제는 경제적으로 상대적 우위를 누리는 나라들에서도 심각하다는 것을 보여 주고 있다.

한국의 상황도 매우 심각한 수준인데, 2022년 7월에 여론조사기관인 엠브레인이 조사한 자료에 따르면 성인의 87.7%가 외로움을 느끼고 있다고 한다.

위의 사실들은 산업화된 현대 사회에서 사는 사람들의 외로움이 매우 심각한 상황이라는 것을 증명하고 있는데, 이 외로움은 건강에도 심각한 위해를 끼치고 있다는 점에 더 심각성이 있다.

4. 외로움과 건강

외로움이라는 말은 한편으로 낭만적인 분위기를 자아내는 것처럼 보일 수도 있다. 그런데 사실 외로움은 정도가 심해지면 자살까지도 초래할 만큼 건강에 치명적인 것이기에 조심하고 주의할 필요가 있다.

최근에 연구된 외로움이 건강에 미치는 영향들을 소개하면 다음과 같다.

1) 외로움이 건강에 미치는 영향 연구 결과

미국심장협회(AHA)의 연구를 이끈 캘리포니아대학 크리스탈 윌리 씨네(Crystal Wiley Cene)는, "40년 이상 동안 발표된 연구를 분석한 결과, 사회적 고립 및 외로움 모두 건강 악화와 연관됐음을 명확하게 확인했다."고 하였다. 이 연구 결과 발표는 외로움과 질병의 구체적인 관계를 다음과 같이 보여 주고 있다.

> "사회적으로 고립되고 외로움을 느끼는 성인은 관상동맥질환 발생 위험이 1.29배 유의하게 높았다."(MEDICAL Observer, 2022.12.02.)

인터넷 건강정보 매체인 코메디닷컴에서는 미국의 건강과 의료매체인 프리벤션닷컴에 의거하여 외로움이 건강에 미치는 영향을 아래와 같이 소개하고 있다(코메디닷컴, 2017. 06. 07.).

첫째, 체중이 증가한다. 호주 퀸즐랜드대학교 연구팀은 "혼자 사는 사람들이 2인 가구에 비해 건강하지 못한 식습관을 가질 가능성이 높다."고 밝혔다. 이런 경향은 혼자 사는 남성일 때 더욱 두드러졌다.

둘째, 아픈 날이 증가한다. 미국국립과학아카데미 연구팀은, 생일 파티에서 남들은 대개 즐거워하는데 자신만 외로움을 심하게 느낀다는 것은 건강에 위험한 징조라며, "인지된 고립감이 조기 사망 위험을 14% 증가시킨다."고 경고하였다.

셋째, 두뇌 능력이 떨어진다. '신경학, 신경외과학 및 정신의학 저널'에 발표된 연구에 따르면, 혼자 사는 사람들은 치매에 걸릴 가능성이 70~80% 더 높다. 또 외로움을 느끼는 사람들은 인지적 문제를 유발할 가능성이 2.5배 더 높은 것으로 나타났다.

네덜란드 마스트리흐트 대학교 연구팀에 의하면, 외로움은 비만이나 골초보다 건강에 더 해로우며 2형 당뇨병에 걸릴 위험을 높인다고 한다. 그리고 마이클 본드는 『타인의 영향력』에서 2005년 캘리포니아 교도소의 자살자 중 70%가 독방에서 발생했다며, 외로움이 건강에 끼치는 해악에 대해 다음과 같이 적었다.

▸ 신진대사가 37% 저하된다.
▸ 신체의 면역력을 13% 이상 약화시킨다.
▸ 노화의 속도를 빠르게 한다.
▸ 수면의 질을 떨어뜨린다.
▸ 평소보다 심한 공복을 느껴 과식하게 한다.
▸ 심각한 뇌손상을 일으킨다.

2) 외로움 극복을 위해 인간의 말을 배운 코끼리

1990년대 서울대공원에서 태어난 코식이가 에버랜드로 옮겨져 1995년부터 혼자가 되자 사회적 동물인 코끼리는 심각한 외로움을 느꼈다.

그리고 외로움을 극복하기 위한 방편으로 사육사와 교감을 나누기 위해, 인간의 언어인 "안녕", "아니야", "좋아" 등을 익히게 되었다.

외로움이라는 용어 자체가 풍기는 분위기 자체도 부정적이지만 실제로 위에서 보는 바와 같이 외로움은 건강을 다양하게 해치는 매우 해로운 것임이 밝혀지고 있다.

하나님께서 아담을 창조하시고 난 후, 그를 돕는 배필을 또 만드신 것(창2:20)은 아담의 외로움을 해결하기 위한 방편이라고 볼 수도 있을 것이다. 이것은 인간에게 외로움이란 본질적으로 매우 심각한 문제가 될 수 있다는 것을 보여 준다.

3) 외로움의 생리학적 배경

(1) 외로움과 뇌의 반응

미국 캘리포니아대학교(UCLA) 연구팀은 인간이 외로운 감정에 빠지게 되면 공포나 분노 등의 감정과는 달리 뇌에서 육체적 고통을 느낄 때와 같은 반응이 일어난다는 것을 밝혔다. 또한 이때의 고통은 타이레놀과 같은 진통제로 일정한 정도 완화된다고 하였다.

또한 미국 MIT 공동연구진은 인간과 마찬가지로 외로움을 느끼는 동물인 쥐를 대상으로 외로움과 뇌와의 관계에 대해 연구하였다. 그 결과, 한 번 고립된 쥐들은 다른 쥐들보다 외로움에 훨씬 민감했으며, 집단 내의 서열이 높은 쥐들도 예외 없이 외로움에 민감함이 밝혀졌다. 또한 외로움은 뇌의 특정 부위와 연관되었다고도 하였다.

(2) 진화의 산물인 외로움

무리 생활을 하는 일부 동물을 제외한 대부분의 동물은 짝짓기와 새끼를 양육할 때를 제외한 평상시엔 주로 혼자 살아간다. 인간도 원시시대에는 주로 혼자 살았던 것으로 추정되고 있다.

그 후 집단을 이루어 협력하며 사는 것이 생존에 도움이 된다는 것을 알게 되었고, 집단생활을 통하여 생존력이 더욱 강하게 진화되었다. 이러한 과정을 통하여 인간에게 외톨이로 지내는 것을 막는 유전자도 함께 발달되었다고 한다.

외톨이 생활의 위험성을 속히 깨닫게 하기 위한 수단으로 심리적 불안감이나 육체적 고통을 느끼도록 진화된 것이다. 혼자 살아가는 사람에게 속히 집단으로 돌아가라는 생명의 신호 기능을 취득하게 된 것이다.

5. 외로움 해결 방법

"새벽 아직도 밝기 전에 예수께서 일어나 나가 한적한 곳으로 가사 거기서 기도하시더니"(막 1:35)

"제구시쯤에 예수께서 크게 소리 질러 이르시되 엘리 엘리 라

마 사박다니 하시니 이는 곧 나의 하나님, 나의 하나님, 어찌하
여 나를 버리셨나이까 하는 뜻이라"(마27:46)

"이르시되 아버지여 만일 아버지의 뜻이거든 이 잔을 내게서
옮기시옵소서 그러나 내 원대로 마시옵고 아버지의 원대로 되
기를 원하나이다 하시니"(눅22:42)

외로움을 느끼는 정도와 원인은 사람들마다 다를 수 있고 다
양하기에 그에 따른 해결 방법 역시 다양하다. 여기에서는 의학
적 방법을 비롯한 특수한 경우가 아닌 성경과 인문학적 방법을
중심으로 살펴보겠다.

1) 좋은 이웃 만들기

"비판하지 말라 그리하면 너희가 비판을 받지 않을 것이요 정
죄하지 말라 그리하면 너희가 정죄를 받지 않을 것이요 용서하
라 그리하면 너희가 용서를 받을 것이요"(눅6:37)

(1) 가시를 보지 말고 꽃을 보라

군중 속에서도 외로움을 느끼게 되는 원인 중의 하나는 개인의 성격
과 연관된 것이다. 같은 집단 내에서도 주위 사람들과 친근하게 잘 지

내는 사람이 있는 반면, 외톨이로 지내는 사람도 있기 때문이다.

외톨이로 지내며 외로움을 느끼게 되는 다양한 원인 중 하나는 주위 사람들에 대한 부정적 생각을 갖는 것이다. 어떤 사물을 보았을 때 긍정적인 면은 무시하고 부정적인 면에만 집중하는 것과 같이, 다른 사람의 장점은 무시하고 애써 단점을 찾아 그것을 확대하여 집중하는 경우이다.

세상에 그 어느 누구도 장점만 있거나 단점만 있는 사람은 없다. 그런데 그 사람의 단점만을 부각시킨다는 것은 공정하지 않은 편견이며, 모든 사람을 나쁘게 보도록 만든다. 이런 관점으로 본다면 결국은 자기 자신도 똑같은 방법으로 나쁜 사람이 되고 만다. 결국 스스로 이웃들로부터 고립을 자초하여 외로운 삶을 살게 되는 계기를 만드는 것이다.

장미꽃을 보고 아름답다고 하는 것은 장미나무의 가시가 아니라 꽃에 집중하기 때문이다. 반대로 가시를 부각하고 집중하여 장미나무는 흉측하다고 하는 사람은 세상의 모든 것을 흉측한 것으로 보고, 그의 눈에는 흉측한 것만 보이게 되므로 결국 그는 지옥과 같은 곳에서 평생을 보내게 된다. 즉, 스스로 건강의 길에서 멀어져 가는 삶을 사는 것이다.

"너는 네 눈 속에 있는 들보를 보지 못하면서 어찌하여 형제에게 말하기를 형제여 나로 네 눈 속에 있는 티를 빼게 하라 할 수 있느냐 외식하는 자여 먼저 네 눈 속에서 들보를 빼라 그 후에야 네가 밝히 보고 형제의 눈 속에 있는 티를 빼리라"(눅6:42)

장미나무를 볼 때 가시가 아니라 꽃에 집중하듯, 주위 사람들에게서 장점만을 찾아내고 그에 집중하는 사람은 항상 자기가 좋아하는 사람들하고만 살아가는 천국의 삶을 살게 된다. 그에 따라 심리적 건강과 신체적 건강도 저절로 누리게 된다.

(2) 사랑하면 내가 예뻐진다

나 자신을 위해서 남을 사랑해야 할 또 다른 중요한 이유는 사랑을 하는 사람은 건강해질 뿐만 아니라 예뻐지게도 된다는 것이다. 우리나라 가요에 "사랑을 하면은 예뻐져요, 아무리 못생긴 여자들도 사랑을 하면은 예뻐져요."라고 하는 것은 과학적 근거가 있는 말이다.

전문가들은 사람이 사랑을 할 때 예뻐지는 이유를 암페타민 효과를 들어 설명한다. 우리 뇌에는 암페타민이라는 중추신경 각성제가 있는데 이것은 도파민, 페닐에틸라민(PEA) 등의 호르몬으로 이루어져 있으며 마음속에 사랑을 만들어 낸다고 한다. 그런데 사랑을 하게 되면 암페타민이 발생하게 되고 이로 인해 얼굴빛이 보기 좋게 달라진다는 것이다.

(3) 사랑하면 정체성이 확장되고 자존감이 높아진다

미국 뉴욕주립대학교 심리학과 아서 아론 교수는 325명의 실험 참가자들을 대상으로 2주에 한 번씩 실시한 설문 조사 내용을 바탕으로 다음과 같은 연구 결과를 발표하였다.

① 사랑에 빠지면 정체성이 확장된다

사랑에 빠진 사람들은 이전에는 몰랐던 자신의 새로운 모습을 발견하였는데, 그들은 다른 사람들보다 평균 17%나 더 많은 종류의 낱말을 사용하여 자신의 새로운 모습을 풍부하게 잘 표현하였다.

② 사랑에 빠지면 자존감이 향상된다

사랑에 빠지면 자신을 묘사할 때 긍정적인 낱말을 평소보다 3배 이상 사용하게 되는데, 이는 자신을 이전보다 훨씬 긍정적으로 바라본다는 것을 의미한다. 즉, 자존감이 향상된다는 것이다.

위의 연구 결과는 사랑이 심리적이고 정신적인 건강에 매우 긍정적인 효과를 준다는 사실을 잘 보여 주고 있다.

2) 자신을 사랑하기

일반적으로 누군가 사랑이 필요하다고 할 때, 그 사랑은 다른 사람이 자신에게 주어야 하는 사랑으로 생각하는 경향이 크다. 그러나 이렇게 생각할 경우, 자신에게 필요한 사랑의 절대량은 항상 부족하게 되어 사랑 결핍증에 빠질 수밖에 없다. 그 이유는 다음과 같다.

(1) 다른 사람은 나에 대해 정확히 알 수 없다

약을 환자의 질병에 맞추어서 처방하듯이 사랑도 받는 사람에게 가장 적합한 내용과 방식으로 주어져야 의미가 있다. 그런데 약은 의사와 약사에 의해 적합하게 처방될 수 있지만, 사랑을 그렇게 하기란 쉽지 않다.

나에게 가장 적합한 사랑은 나를 완전하고 정확하게 아는 사람이 처방해야 하는데, 이 세상 그 어떤 누구도 나를 그렇게 알 수 있는 사람이 없기 때문이다. 사실 모든 사람은 자기 자신도 완전하고 정확하게 알 수 없는데 하물며 남이 나를 완전하고 정확하게 안다는 것은 애초부터 불가능한 일이다.

이런 이유로 인해 심지어 모든 사람들 중 나를 가장 잘 안다고 생각되고 있으며 또한 가장 큰 사랑을 준다고 여겨지는 부모조차도 나에게 가장 필요한 사랑을 준다는 것이 엄밀한 의미에서 본다면 불가능하다. 결국 나에게 필요한 사랑을 온전히 남으로부터 받으려고만 하는 것은 불가능하다는 것을 알아야 할 것이다.

(2) 모든 사람은 쉬지 않고 남에게 사랑을 베풀 만큼 여유가 있지 않다

모든 사람에게는 각자 자기의 고유한 삶이 있고 그 삶을 영위하는 것이 중요하다. 따라서 아무리 남에게 관심을 갖고 사랑을 베풀려고 한다고 하여도 시간적으로나 정신적 그리고 물질적으로도 자신의 모든 것을 쏟을 수는 없는 것이다. 위에서 말한 부모조차도 말이다.

자신이 원하는 만큼 남들이 자신을 사랑해 주지 않는다고 아쉬워하는 사람들은 자신을 뒤돌아보길 바란다. 자신도 남을 사랑하는 데에 모든 시간과 정열을 쏟아붓고 있지 않다는 것은 이런 사실을 잘 뒷받침해 준다.

(3) 모든 사람은 다른 사람이 필요한 만큼의 사랑을 모두 베풀 만큼의 능력을 갖고 있지 않다

모든 인간은 인간으로서의 능력의 한계를 갖고 있다. 즉 하나님처럼 전지전능할 수 없다는 것이다. 따라서 자신의 자녀와 같이 최대한의 사랑을 쏟아붓고 싶은 대상이 있다고 하더라도 말 그대로 무한한 사랑을 준다는 것은 애초부터 불가능한 것이다.

(4) 부족한 사랑은 자신이 채워야 한다

모든 사람은 생명을 유지하기 위해 각자가 필요한 만큼의 음식을 섭취해야 한다. 사랑도 마찬가지이다. 그런데 각자가 필요한 사랑은 남으로부터 받는 사랑만으로는 부족할 수밖에 없다. 나머지 필요한 양은 스스로가 채워야 한다. 즉, 자기 스스로가 자기를 사랑함으로써 자신에게 필요한 사랑을 채워야 한다는 것이다. 경우에 따라서는 남으로부터의 사랑이 전혀 없다고 하더라도 스스로의 노력으로 필요한 사랑을 채울 수도 있는 것이다.

남으로부터의 사랑이 부족하다고 생각하는 사람들은 대개 자신을 사랑하지 않는 경우가 많다. 바로 자기애가 부족한 경우이다. 자기를 사랑하지 않는 이유는 여러 가지가 있을 수 있을 것이다. 자기를 사랑해야 한다는 필요성이 있다는 것을 모르는 경우, 자신에 대한 존중감이 없어 자기를 비하하고 미워하는 경우 등등이 있다. 그러면 어떻게 해야 자기 스스로를 사랑할 수 있을까?

첫째, 자기 스스로를 사랑해야 하는 것은 필수적이다. 앞서 설명한 바와 같이 자신이 필요한 사랑 전체를 남으로부터 기대할 수는 없다. 따라서 스스로의 배를 채우기 위해 자신이 직접 음식을 먹어야 하는 것처럼, 스스로에게 필요한 사랑을 채우기 위해 스스로를 적극적으로 사랑해야 한다는 것을 명심해야 한다.

둘째, 자신에 대한 존중감을 갖는다. 자신을 사랑하기 위해서는 무엇보다 자신에 대한 존중감이 전제되어야 한다. 자신의 가치를 인정하지 못하고 스스로를 쓸모없는 존재라고 생각한다면 결코 자신을 사랑하려야 사랑할 수가 없을 것이다. 자신을 소중한 존재로 인식하고 존중하려면 어떻게 해야 할까?

① '나'는 딱 하나밖에 없는 존재이다

다이아몬드가 비싼 이유는 희귀하기 때문이다. 만약 다이아몬드가 강가의 자갈처럼 흔하다면 말 그대로 자갈값이 될 것이다. 그런데 다이아몬드가 아무리 희귀하다고 하여도 세상에는 수없이 많이 있고, 아마도 광활한 우주의 수많은 별들 중에는 다이아몬드보다 더 귀한 보석으로 이뤄진 별들도 있을 수 있다.

앞에서 살펴보았듯이 다이아몬드처럼 희귀한 보석도 하나만 있는 것이 아니라 수없이 많이 있다. 그런데 끝이 있는지 없는지도 모르는 우주의 역사에서 과거와 현재와 미래를 통틀어 딱 하나밖에 없는 것이 있다.

그것은 바로 '나'라고 하는 사람이다. 지구상에 과거부터 오늘날까지 헤아릴 수 없이 많은 인간이 오고 갔지만 '나'와 똑같은 존재는 분명히 없었고, 인류의 역사가 아무리 오래 지속된다고 하더라도 '나'와 같은 존재는 결코 생겨날 수가 없기 때문이다.

'나'라는 사람은 특정한 유전자를 갖고 특정한 시대와 문화 속에서 정체성이 형성되는 것이다. 따라서 혹시 유전자가 100% 같은 사람을 만들거나 태어난다고 하더라도, 지금 여기 존재하는 '나'와는 절대로 같을 수 없다.

② '나'는 나에게 있어서 가장 소중한 존재이다

경우에 따라 남들이 아무리 멋있고, 똑똑하고, 훌륭하다고 할지라도 '나'의 생명과 그들을 바꾸려는 사람은 절대 없을 것이다. 세상을 아름답고 귀하다고 여기는 것은 바로 '나'라는 존재가 있기 때문에 가능한 것이다. 내가 없다면 세상의 그 어느 것도 무의미하다.

적어도 '나'에게 있어서 가장 소중한 존재는 천하와도 바꿀 수 없는 바로 '나' 자신일 수밖에 없다. 내가 나에게 이렇게 소중한 존재임을 깨닫게 된다면 자신을 한없이 사랑할 근거가 생기게 된다. 남들이 어떻게 보든 고슴도치는 제 새끼를 가장 귀하게 여기고 사랑하듯이, 나는 '나'를 가장 귀한 존재로 여기고 한없이 사랑해야 할 것이다.

③ 남들과 비교하지 않는다

자존감이 낮은 사람들의 경우를 보면 대개가 남과 자신을 비교한 결과임을 알 수 있다. 자기보다 키 큰 사람을 보고 스스로 자신은 원래 키가 작은 사람이라고 판단하고, 자기보다 돈 많은 사람을 보고 자신은 원래 가난한 돈 없는 사람이라고 판단하는 것과 같이 말이다.

남과 자신을 비교하는 것을 '사회적 비교'라고 하는데, 사회적 비교를 하게 되면 반드시 부정적인 결론을 얻게 된다. 예를 들면, 남과 비교해서 자신이 우월하다고 생각하게 되면 거만해지며 남을 무시하게 되고 결국 남들로부터도 배척당하게 되어 자신에게 불리해진다.

반대로 남과 비교를 해서 자신이 부족하다고 생각하게 되면, 낙심하게 되고 자존감이 낮아지며, 자신의 실제 능력을 발휘하지 못하게 되고 삶에 적극성이 떨어지고, 매사에 자신감을 잃고 삶의 즐거움을 맛보지 못하게 된다.

결국 남과 자신을 비교하는 것은 어떤 경우에도 안 좋은 결과를 초래할 뿐이며, 행복하고 건강한 삶에 해로운 것임을 명심해야 한다.

④ '나'는 '나'라는 존재로서 완전한 사람이다

자동차가 비행기를 보고 자신은 날개가 없는 부족한 존재라고 하거나, 비행기가 잠수함을 보고 자신은 물속으로 들어갈 수 없는 무능력한 존재라고 할 필요는 전혀 없다. 각각의 고유한 정체성을 잘 지켜 나가는 것이 가장 훌륭한 존재가 되는 길이기 때문이다.

사람도 마찬가지이다. '나'는 '나'로서 완전하고, '너'는 '너'로서 완전하고, '그'는 '그'로서 완전한 존재인 것이다. 반면 '나'를 '너'라고 생각하면 '나'는 불완전해질 수밖에 없고, '너'를 '나'라고 생각하면 '너'도 불완전해질 수밖에 없게 된다. 결국 자신을 남과 비교한다는 것은 애초부터 잘못된 것임을 인식하고 절대 그러한 일을 하지 않아야 할 것이다.

성경에는 하나님이 인간을 창조하시고 나서, "보시기에 심히 좋았더라"(창1장 31절)고 기록하고 있다. 이 말은 창조주인 하나님은 각각의 사람을 모두 완전한 존재로 만들었음을 의미한다.

"14: 몸은 한 지체뿐만 아니요 여럿이니 15:만일 발이 이르되 나는 손이 아니니 몸에 붙지 아니하였다 할지라도 이로써 몸에 붙지 아니한 것이 아니요 16: 또 귀가 이르되 나는 눈이 아니니 몸에 붙지 아니하였다 할지라도 이로써 몸에 붙지 아니한 것이 아니니 17: 만일 온 몸이 눈이면 듣는 곳은 어디며 온몸이 듣는 곳이면 냄새 맡는 곳은 어디냐 18: 그러나 이제 하나님이 그 원하시는 대로 지체를 각각 몸에 두셨으니 19: 만일 다 한 지체뿐이면 몸은 어디냐 20: 이제 지체는 많으나 몸은 하나라 21: 눈이 손더러 내가 너를 쓸 데가 없다 하거나 또한 머리가 발더러 내가 너를 쓸 데가 없다 하지 못하리라 22: 그뿐 아니라 더 약하게 보이는 몸의 지체가 도리어 요긴하고 23: 우리가 몸의 덜 귀히 여기는 그것들을 더욱 귀한 것들로 입혀 주며 우리의 아름답지 못한 지체는 더욱 아름다운 것을 얻느니라 24: 그런즉 우리의 아름다운 지체는 그럴 필요가 없느니라 오직 하나님이 몸을 고르게 하여 부족한 지체에게 귀중함을 더하사 25: 몸 가운데서 분쟁이 없고 오직 여러 지체가 서로 같이 돌보게 하셨느니라 26: 만일 한 지체가 고통을 받으면 모든 지체가 함께 고통을 받고 한 지체가 영광을 얻으면 모든 지체가 함께 즐거워하느니라 27: 너희는 그리스도의 몸이요 지체의 각 부분이라"(고전12:14-27)

⑤ 나에 대한 남의 평가에 민감해하지 않는다

남과 자신을 비교한 후 자존감을 잃게 되는 사람들은, 한 발 더 나아가 남이 나를 어떻게 생각할까에 매우 민감하게 반응한다. 남이 나를 안 좋게 보지 않을까 하여 걱정을 하는 것이다. 이와 같이 생각하는 것은 다음과 같은 두 가지 이유에서 전혀 의미 없는 일이고 불필요한 것이다.

첫째, 남이 나를 어떻게 평가할까를 걱정하는 사람들 자신을 보면, 그 자신은 남에 대한 평가를 거의 안 하고 있다는 것을 알게 될 것이다. 이런 사실을 기억하고 남도 나와 마찬가지로 나에게 그렇게 많은 관심을 갖고 있지 않으며, 따라서 나에 대한 평가를 거의 안 하고 있다는 것을 알 필요가 있다.

둘째, 남은 나를 잘 모른다. 어떤 것에 대한 평가는 그 대상을 정확히 잘 알고 해야 제대로 된 평가가 될 것이다. 나에 대한 평가를 생각한다면 나를 정확히 아는 사람의 평가가 믿을 만하다는 것이다. 이렇게 볼 때 나를 가장 잘 아는 사람은 누구일까? 바로 자기 자신이다.

내가 남에 대해 정확하게 알 수 없는 것처럼 남도 나에 대해서 정확히 알 수 없다. 사실 나도 나 자신을 완전하고 정확하게 안다는 것이 불가능하다. 설사 남이 나에 관해 잘 안다고 하더라고, 공정하고 객관적인 평가는 불가능하다. 왜냐하면 모든 사람은 각자의 고유한 가치관에 따라 평가할 수밖에 없기 때문이다.

위의 두 가지 이유들로 인해 남이 나를 평가하는 것에 대해 일희일비할 필요는 전혀 없다는 것을 생각해야 한다. 남의 의견은 단지 자신을 뒤돌아보는 데 참고용 정도로 삼으면 된다. 남이 나를 평가하는 것에 신경 쓰는 대신, 그나마 나를 가장 잘 아는 나 자신이 나에 대해, '나는 나에게 세상에서 가장 소중한 사람이다'라고 평가하는 것이 바람직하다.

3) '고독'(solitude)을 즐기기

'고독'(孤獨)이라는 한자식 용어와 한글의 '외로움' 등 두 용어는 '모두 홀로 있어 쓸쓸함'을 표현하는 동의어이다. 따라서 두 용어를 의미적으로 구분할 수는 없다. 그러나 영어에서는 '고독'(solitude)과 '외로움'(loneliness)의 두 단어로 '홀로 있는 상태'를 질적으로 나누어 설명하고 있다.

영어식 표현을 따르면 '고독'(solitude)은 사람이 홀로 있되 그 홀로 있는 시간을 자신에게 유익하게 보내는 것으로 즐기는 상태이다. 예를 들면 시끄러운 무리 속에서 일부러 벗어나 혼자만의 조용한 시간을 통해 깊은 휴식이나 아름답고 멋지고 귀한 생각 또는 기도와 묵상의 시간으로 활용하는 경우이다.

"참과부로서 외로운 자는 하나님께 소망을 두어 주야로 항상
간구와 기도를 하거니와"(딤전 5:5)

예수님께서 한적한 곳을 찾아가셔서 깊은 기도를 하신 경우와 같은
것이다. 이런 관점에서 볼 때, 고독은 자신의 내적 충만을 위한 아주
소중한 것이며 모든 사람에게 꼭 필요한 것이 된다.

반면 '외로움'(loneliness)은 홀로 있는 상태가 부정적인 결과를 초래하
는 경우를 말한다. 예를 들면 부모의 보살핌과 사랑이 필요한 어린아
이가 부모를 잃었을 때나 이웃이나 가족 혹은 친구가 그리우면서 갖지
못하는 상태와 같이 홀로 있음으로 인한 고통이 발생하는 경우이다.

두 경우의 공통점은 모두 '홀로 있다'는 것이다. 그런데 모두 '홀로 있
는' 상태이긴 하되 그 시간이 자신을 발전시키는 귀한 기회가 되기도
하고, 자신의 건강을 해치고 나아가서는 생명까지도 잃게 되는 무서운
독이 되기도 한다.

세상의 모든 사람들은 항상 남들과 함께 있을 수도 없고 또한 그것이
결코 행복하거나 유익한 것도 아니다. 실제로 대개의 보통 사람들은
일부러 혼자 있는 시간을 찾아서 즐기기도 한다.

사색의 능력이 아직 부족하며 어른들의 부모가 절대적으로 필요한
어린아이 혹은 이웃의 도움이 꼭 필요한 특별한 경우의 성인의 경우가
아니라면, 자신의 의지와 무관하게 혼자인 상태가 되었을 때를 영어에

서 말하는 '고독'(solitude)으로 받아들이는 것이 바람직할 것이다. 예를 들면, 혼자 있게 된 시간은 하나님께서 나를 기억하시고 사랑하셔서 하나님께서 나를 만나기 위해 부르시는 귀한 기회로 생각하고 감사하며 즐기는 시간으로 삼는 것이다.

또한 자신의 내면으로 떠나는 여행의 시간이요 창조의 시간이요 자신의 완성을 위한 절호의 찬스라고 생각하는 것이다. 실제로 모든 위대한 종교가, 사상가, 예술가, 문학가 등은 혼자 있는 시간을 통해 그 위대성을 창조해 낼 수 있었다는 사실을 기억할 필요가 있다.

4) 혼자가 아니라는 사실 깨닫기

외로움으로 고통받는 사람들은 자신이 세상에 홀로 남겨진 외톨이이며 아무도 자신에게 관심이 없는 고립무원의 상태라고 생각하는 경우가 많다. 그런데 과연 '나'는 세상에서 혼자 '외톨이'로 떨어져 있는 존재일까?

어린 아기는 엄마가 눈에 안 보이면 불안해하고 울기도 한다. 실제로 엄마가 옆에서 자신을 보살펴 주고 있는 경우에도 말이다. 아기들은 눈에 보이는 것만 실제 존재하는 것으로 알고 있고, 따라서 엄마가 눈에 안 보이면 엄마가 완전히 사라진 것으로 착각하기 때문이다.

이와 같이 눈앞에 안 보인다고 실제로 없다고 생각하는 것은 미숙한 단계에서나 하는 것이다. 하나님은 물질적 존재가 아니므로 육체적 눈에는 보이지 않음에도 불구하고 항상 우리 곁에 계신다는 것을 늘 확실히 믿어야 할 것이다.

하나님은 우리 눈에 보이지는 않지만 "이스라엘을 지키시는 이는 졸지도 아니하시고 주무시지도 아니하시리로다"(시 121:4)는 말씀처럼 언제나 어디서나 우리와 함께 계신다는 사실을 알고, 자신이 절대 세상의 외톨이가 아니라는 것을 깨달아야 할 것이다.

예수님께서도, "내가 너희에게 분부한 모든 것을 가르쳐 지키게 하라 볼지어다 내가 세상 끝날까지 너희와 항상 함께 있으리라 하시니라"(마 28:20)고 약속하신 대로 언제 어디서나 임마누엘(하나님은 우리와 함께 계신다는 뜻)의 하나님으로 늘 우리의 옆에 계시기에 우리는 절대 외톨이가 될 수 없는 것이다.

로마서에서는, "이와 같이 우리 많은 사람이 그리스도 안에서 한 몸이 되어 서로 지체가 되었느니라"(롬 12:5)고 하여 모든 성도들은 서로 분리된 외톨이가 아니라는 점을 분명히 하였다. 성도들은 서로 떼려야 뗄 수 없는 한 몸이기에 눈에 보이는 내 한 몸만 보고 자신이 외톨이라고 하는 것은 어린 아기와 같은 생각이다.

아래의 잘 알려진 성가 가사는 우리가 절대 외톨이로 있는 존재가 아님을 감동적으로 나타내 주고 있다.

"마음이 지쳐서 기도할 수 없고
눈물이 빗물처럼 흘러내릴 때
주님은 우리 연약함을 아시고

사랑으로 인도하시네

누군가 널 위하여 누군가 기도하네
네가 홀로 외로워서 마음이 무너질 때
누군가 널 위해 기도하네 기도하네
누군가 널 위해 기도하네 기도하네"

이 성가에서 보듯이 내가 미처 모르는 사이에도, 하나님과 이웃이 나를 위하여 존재하고 사랑도 하고 있다는 것을 깨달을 필요가 있다.

5장

음식과 건강

음식을 이야기할 때 가장 중요하게 생각되는 말이 잘 먹어야 한다는 것이다. 특히 한국을 포함한 물질적으로 풍족한 나라의 사람들에게 가장 적합한 방법은 '딱, 필요한 만큼만 먹는 것'이다. 현대인들이 갖고 있는 많은 질병은 과식에서 비롯된다는 점을 기억하자.

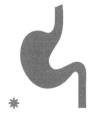

"29: 하나님이 이르시되 내가 온 지면의 씨 맺는 모든 채소와 씨 가진 열매 맺는 모든 나무를 너희에게 주노니 너희의 먹을거리가 되리라 30: 또 땅의 모든 짐승과 하늘의 모든 새와 생명이 있어 땅에 기는 모든 것에게는 내가 모든 푸른 풀을 먹을거리로 주노라 하시니 그대로 되니라"(창1:29-30)

"이에 일어나 먹고 마시고 그 음식물의 힘을 의지하여 사십 주 사십 야를 가서 하나님의 산 호렙에 이르니라"(왕상 19:8)

1. 먹어야 산다

우리의 몸이 생명 활동을 이어 가기 위해 필요한 것은 공기·물·음식·햇빛 등 몸 밖의 여러 가지인데, '먹어야 산다.'는 말이 있듯 현대인이 일상적으로 가장 중시해야 할 것은 음식이라고 본다. 위에 인용한 창세기에서도 먹는 것이 생명 유지에 무엇보다 중요하기에 특별히 강조하고 있는 것으로 볼 수 있다.

2. 잘 먹는다는 것은 무엇인가?

1) 딱, 필요한 만큼만 먹는 것이다

음식을 이야기할 때 가장 중요하게 생각되는 말이 잘 먹어야 한다는 것이다. 잘 먹어야 한다는 말은 여러 가지 관점에서 이야기할 수 있다. 여기서는 건강의 관점에서 잘 먹는 것이 무엇인가를 이야기하겠다.

잘 먹는 것이 어떤 것이냐는 물음에는 골고루 먹는다, 꼭꼭 씹어 먹는다, 자기 전에 먹지 않는다 등등 다양한 대답이 가능하다. 물론 구구절절 맞는 말이다. 그런데 특히 한국을 포함한 물질적으로 풍족한 나라의 사람들에게 가장 적합한 방법은 '딱, 필요한 만큼만 먹는 것'이라고 하겠다.

왜냐하면 먹을 것이 풍부한 사람들은 대개 자신의 건강 유지를 위해 필요한 양보다 더 먹고 그로 인해 건강상의 많은 문제를 초래하고 있기 때문이다. 현대 한국인들이 갖고 있는 많은 질병은 과식에서 비롯된다고 해도 과언이 아니라는 점을 기억해야 할 것이다.

2) 과식은 만병의 근원이다

과식이라는 말의 '과'(過)라는 글자가 의미하듯, 과식은 자신의 건강 유지에 필요한 양보다 더 먹는 것을 의미한다. 이렇게 자신의 건강 유지에 필요한 것 이상으로 먹으니 건강에 이상이 생기는 것은 당연한 이치이다.

과식은 만병의 근원이라고 할 정도로 수많은 질병을 일으키는 데, 주요한 것들을 살펴보면 다음과 같다.

(1) 체지방을 과도하게 증가시킬 수 있다

소모하는 칼로리의 양보다 더 많이 먹는 시점을 '칼로리 초과'라고 하는데, 이 경우 인체는 이 여분의 칼로리를 지방으로 저장하여 체지방의 양을 증가시켜 비만을 초래한다. 과식의 가장 가시적인 폐해인 비만은 단순히 체중이 많이 나가고 외모가 안 좋게 보이는 것에서 끝나지 않는다. 비만은 지방이 과도하게 축적됨과 함께 모든 질병의 근원이자 소리 없는 살인자라고 불릴 만큼 매우 해롭다.

(2) 식욕 조절 능력을 약화시킨다

과식은 식욕을 자극하는 호르몬과 식욕을 억제하는 호르몬의 정상적인 작용을 혼란시켜 식욕 조절 능력을 약화시킨다. 이로 인해 실제 필요한 양보다 점점 더 과식하게 되는 악순환에 빠지게 된다.

(3) 질병에 걸릴 위험을 높인다

지속적인 과식은 소화기 질환, 당뇨병 및 뇌졸중과 함께 관상동맥과 심장질환 및 다양한 건강상 문제를 증가시킨다.

(4) 뇌 기능을 손상시킬 수 있다

과식은 뇌 기능을 손상시킬 수 있다는 연구 결과도 있다.

(5) 소화기 질환을 일으킬 수 있다

성인의 위는 대략 꽉 쥔 주먹만 한 크기이며, 채워지지 않은 경우 약

575㎖를 담을 수 있지만 최대 약 950㎖까지 담을 수 있다. 위의 크기가 감당하기 힘든 양의 과식을 하면 위장질환이나 속 쓰림에 직면할 수 있다. 심한 경우에는 위산의 역류를 유발할 수 있는데, 이는 강렬한 위압을 완화하는 신체의 생존 전략이다.

(6) 복부 가스와 팽창을 유발할 수 있다

과식은 소화 기관에 부담을 주어 가스를 발생시키고 복부를 부풀어오르게 할 수 있다. 특히 음식을 너무 빨리 먹으면 많은 음식이 위장에 빨리 들어가기 때문에 가스가 생성되고 이로 인해 팽창이 진행될 수 있다.

3) 소식(小食: 적게 먹는 것)이 답이다

(1) 소식이란?

소식이란 거식증 환자와 같이 무조건 적게 먹는 것이 아니라, 딱 자신의 건강 유지에 필요한 만큼만 먹는 것이다. 일상 언어로 말하자면 배고프지 않으면 먹지 않고, 식사를 하는 경우 조금 더 먹고 싶을 때 멈추는 것이라고 생각하면 된다.

일본 의사 나구모 요시노리는 그의 저서『나구모식 건강법』에서, "자연계의… 모든 동물들은 배가 고프지 않으면 아무것도 먹지 않는다.", 또한 "모든 동물은 목이 마르지 않으면 물도 마시지 않는다."고 하였는데, 사람도 애초에는 같은 상황이었을 것이므로 동물들과 같이 행해야 한다고 하였다.

(2) 소식의 효과

과식은 만병의 근원이라고도 하는 반면에, 소식은 만병통치약이라고 불릴 정도로 건강에 매우 유익하다. 다음은 소식이 건강에 미치는 영향에 대한 연구 결과이다.

① 소식은 면역력을 높인다

미국 예일대학교 연구진은 '소식'이 건강과 수명에 끼치는 영향을 연구한 결과, "특별한 식단을 짜지 않고 단순히 칼로리 섭취량만 줄여도 생물학적 측면에서 놀라운 효과가 일어나며 건강을 지켜 주는 방향으로 면역-대사 상태가 전환한다."고 발표하였다(한겨레신문, 2022. 5. 12.).

② 소식은 수명을 늘린다

미국 위스콘신대학 리차드 웨인드루후 교수팀은, 건강에 필수적인 영양분은 유지한 채 섭취 칼로리양만 30퍼센트 줄인 결과 쥐의 수명이 최소 20%에서 최대 80%까지 증가하고 붉은털원숭이는 10%~20% 증가할 것으로 추정된다며 인간도 마찬가지일 것이라고 발표하였다(Science, Vol.325. pp.201-204).

2012년 영국 왕립협회(Royal Society)의 과학전시회에서 영국 유니버시티칼리지 런던의 건강노화연구소 매튜 파이퍼 박사도 이와 비슷한 연구 결과를 발표하였다. 그는 동물을 상대로 한 실험에서 대량 감식(減食)으로 수명이 획기적으로 늘어날 수 있다고 하였다. 생쥐를 실험한 결과 음식량을 40% 줄이면 수명이 20~30% 연장된다고 하였는데, 사람으로 치면 약 20년에 해당한다.

③ 소식은 당뇨, 암, 심장질환 발병률을 낮춘다

미국 위스콘신대학의 연구팀은 원숭이들에게 섭취 칼로리양을 30% 줄여 20년간 지켜본 결과, 식이 조절을 실시하지 않은 집단에 비해 당뇨병·암·심장 및 뇌 질환이 확연히 적게 나타났다고 하였다.

④ 소식은 '생명력 유전자'를 발현시킨다

식량을 필요한 만큼 안정적으로 확보하기 어려웠던 과거의 오랜 역사를 통해서도 인류가 멸망하지 않고 지속될 수 있었던 것은 '생명력 유전자'(Sirtuin) 덕분이다. '기아 유전자', '생명력 유전자'라고도 불리는 시르투인 유전자는 인간의 손상되거나 병든 유전자를 치료하여 우리의 건강과 장수에 핵심적인 역할을 한다.

그런데 이 유전자는 오직 공복 상태에서만 발현된다는 특징을 갖고 있다. 이 말은 포식을 하면 절대 발현되지 않는다는 의미이기도 하다. 사람이 굶주리게 되면 삶을 즉각 포기하고 죽게 되는 것이 아니라 '시르투인 유전자'가 발현하여 어떻게 해서라도 살아남으려고 끈질긴 생명력을 발휘하게 된다는 것이다.

일반적으로 의식주 상황이 좋다고 여겨지는 선진국보다 열악한 의

식주 상황에 놓인 후진국의 출산율이 훨씬 높은 것은 아이러니하게 보일 수 있다. 의식주 환경이 좋으면 출산율이 높아지는 것이 당연한 것으로 생각됨에도 그 반대인 것은, 그들은 포식의 생활에 익숙해져 '시르투인 유전자'가 제 역할을 못하게 되고, 따라서 생명력이 약해지고 종족 보존에 대한 본능적 욕구도 낮아지기 때문이다. 후진국의 경우는 이와 반대의 상황이라고 보면 된다.

특히 대한민국의 출산율은 2022년 기준 가임여성 1인당 0.78명으로 세계에서 가장 낮은 상황이다. 정부에서는 출산율을 높이기 위해 오랜 기간 막대한 예산을 투입하였음에도 불구하고 출산율은 오히려 낮아지고 있는 상황이다. 대한민국을 비롯한 많은 선진국의 국민들은 여러 동식물보다 자신들이 더 심각한 '멸종위기종'이 되지 않았나 깊게 생각해 보아야 할 것이다.

60~70년대 이전에 소위 먹고 살기 힘들 때는 오히려 출산율이 너무 높아 거의 반강제적으로 아이를 낳지 못했었는데, 먹고살 만한 오늘날은 어쩌다가 아이를 제발 낳으라고 애원을 해야 할 상황이 되었을까?

원인에 대한 다양한 분석이 가능하겠지만, 역경 속에서도 끈질기게 살아남으려는 '시르투인 유전자'에서 그 원인을 찾아보는 것도 의미 있을 것이다.

(3) 단식의 효과
① 무병장수에 도움이 된다
미국 서던캘리포니아대학교 장수연구소 발터 롱고 교수팀은, 동물을 대상으로 실험한 결과 장기 단식이 노화를 늦추고 대사질환 발병률을 낮춰 건강하게 장수한다고 발표하였다. 사람들을 대상으로 한 경우에도 유사한 결과를 얻었다고 밝혔다.

② 정신 건강에도 도움이 된다

생쥐를 대상으로 연구한 결과, 노화로 인하여 뇌에서 만들어지는 뉴런 수의 감소가 줄었음이 확인되었는데, 이것은 소식이 인간의 정신 건강에도 도움이 된다는 것을 말해 주는 것이다.

3. 왜 더 먹는가?

1) 동물들은 과식하지 않는다

자연 속에서 살아가는 동물들은 과식이 아닌 소식을 하므로 비만이 안 생긴다. 집에서 기르는 애완동물들도 사료만 먹으면 비만이 되지 않는다. 이와 같이 동물들은 과식이 비만을 초래하고 건강에 해로운 것이라는 교육을 전혀 안 받았는데도 불구하고 과식을 안 하는데, 동물들보다 똑똑하고 건강에 신경을 많이 쓴다고 하는 사람들은 왜 과식을 하고 비만이 될까?

2) 맛에 중독되어 과식하게 된다

현대인은 단순히 배고픔을 해결하거나 건강을 유지하기 위해 음식을 섭취하는 것에서 벗어나 '맛'을 즐기기 위해 음식을 섭취하기 때문에 과식을 하게 된다. 즉, 더욱더 '맛'있는 음식을 추구하는 맛 중독으로 인해 과식하게 된다는 것이다.

3) '요리'와 '조미료'가 과식의 가장 큰 원인이다

인간은 불을 발견하고 음식을 익혀 먹기 시작하면서 자연 상태의 음식에서 벗어나 더욱더 맛있는 것을 추구하게 되었고, 자연산 재료를 가공하고 변형시켜 사용함으로써 점점 더 맛있는 '요리'를 하게 되었다.

이전에는 안 하던 요리를 하게 되면서 더욱 맛있는 음식을 전문적으로 요리하는 요리사라는 직업도 등장하게 되었다. 요리사의 가장 큰 목표는 더욱더 맛있는 음식을 만들어 사람들이 더 많이 찾고 더 많이 먹게 하려는 것이다. 이러한 요리사들의 욕구를 채워 주는 수단으로 음식의 맛을 증가시키는 재료인 소위 '조미료'가 등장하게 되었고, 이 조미료는 사람들이 과식을 하게 하는 핵심적 원인으로 떠올랐다.

4. 맛을 탐하지 마라!

동서양을 막론하고 과식이 갖는 영적 · 정신적 · 육체적 건강과 사회적 문제는 오랜 과거부터 인식하였고 경계하였던 것으로 보인다.

> "여자가 그 나무를 본즉 먹음직도 하고 보암직도 하고 지혜롭게 할 만큼 탐스럽기도 한 나무인지라 여자가 그 열매를 따먹고 자기와 함께 있는 남편에게도 주매 그도 먹은지라"(창3:6)

첫 인류가 지상낙원인 에덴동산에서 쫓겨난 이유도 음식에 대한 욕심 때문이었음을 알 수 있다. 여기서 하와가 단순히 배고픔을 채우기 위해서가 아니라 맛을 즐기기 위해 열매를 따 먹음으로써 죄를 짓게 되었음을 알 수 있다. 즉, 맛을 탐하는 것이 무서운 죄임을 보여 주는 것이라고 하겠다.

맛을 탐하는 것이 무서운 죄이기에, 잠언 23장 2절에는 "네가 만일 맛을 탐하는 자이거든 네 목에 칼을 둘 것이니라"고 하여 음식의 맛에 취하는 것을 엄중히 경고하고 있다.

> "야곱이 떡과 팥죽을 에서에게 주매 에서가 먹으며 마시고 일어나 갔으니 에서가 장자의 명분을 가볍게 여김이었더라"(창 25:34)

이 말씀은 에서가 식탐을 못 이겨 소중한 장자권을 잃게 되는 모습을 보여 주고 있다. 반면, 마태복음 3장 4절에서 세례 요한이 음식으로 메뚜기와 석청을 먹었다는 것은 맛을 탐하지 않은 거룩한 삶의 모습을 보여 주는 것이기도 하다.

공자가 『논어』에서 "음식을 먹되 포만감을 위해서 먹지 마라(식무구포, 食無求飽)."고 한 것은 배고픈 이웃들을 생각하라는 윤리적 교훈을 담고 있는 것이기도 하지만, 실제로 과식을 경계하는 내용을 담고 있는 것이다.

공자가 말한 '식무구포'를 하기 위해서, 음식을 먹되 맛을 구하지 말라는 '식무구미'(食無求味)를 해야 하리라 본다. '식무구미'를 하기 위해서는 맛있는 음식을 멀리해야 할 것이다. 미식가나 식도락가와 같이 음식의 맛을 즐기게 되면 과식을 할 가능성이 매우 높기 때문이다.

요리를 잘하는 것이 현모양처의 중요한 조건이라고 한다면 그 잘하는 것의 기준은 맛이 있어서 자꾸 더 먹게 되도록 하는 것이 아니라, 맛이 별로 없어서 건강에 딱 필요한 만큼만 먹고 더 이상 먹고 싶은 마음이 생기지 않도록 요리하는 것이라고 한다면 지나친 주장이 될까?

남보다 앞서가는 것을 최고의 덕목으로 여기고 밤낮으로 추구하는 우리나라 사람들이 흔하게 사용하는 용어 중에 '업그레이드'라는 말이 있는데, 입맛에 있어서만큼은 절대로 '업그레이드'를 하지 말고 입맛을 '다운그레이드'하거나 최소한 현상 유지하는 데에서 멈추어야 할 것이다.

인간의 일반적 욕망이 그러하듯 입맛의 욕구 또한 한이 없고, 마약이나 술 그리고 담배에 중독되면 점점 더 양이 늘어나게 되는 것처럼 입맛도 점점 더 자극적인 맛을 추구하게 되는 것이 보편적 현상이라는 점에 주목하여 입맛 관리를 위해 큰 노력을 해야 할 것이다.

점점 더 수준을 높여 가던 입맛을 갑자기 낮춰 가는 것은 결코 쉬운 일이 아니다. 삶의 많은 부분과 마찬가지로 입맛도 일종의 습관이기 때문이다. 그러나 입맛이 생존을 위해 피할 수 없는 본성이 아니라 습관이기 때문에 오히려 바꿀 수 있다는 점에서 다행이다. 행동이 반복되면 습관이 되는 것이기에, 잘못된 습관은 새로운 행동의 반복을 통해 얼마든지 고칠 수 있기 때문이다.

습관이라는 낱말의 '습'이라는 글자의 한자는 '쩝'인데, 이 글자는 하얀 알에서 나온 새가 날갯짓을 수없이 반복한 후에야 어느 날 하늘을 날 수 있게 된다는 것을 의미한다. 즉, 습관이라는 것이 새롭게 형성되거나 바뀌기 위해서는 장시간의 꾸준한 반복 훈련이 필요하다는 것이다.

입맛을 낮추는 것이 결코 쉽지는 않다. 그러나 한 마리의 새처럼 지루하지만 날갯짓을 수없이 반복하다 보면 반드시 성공하리라 본다.

5. 과식은 죄를 짓는 것이다

1) 성경의 경고

야고보서 1장 15절에 "욕심이 잉태한즉 죄를 낳고 죄가 장성한즉 사망을 낳느니라"고 하였는데, 여기서 욕심은 육적인 욕심으로 식욕도 포함된다고 보는 것이 타당하다.

야고보서 4장 1절에는 "너희 중에 싸움이 어디로부터 다툼이 어디로부터 나느냐 너희 지체 중에서 싸우는 정욕(私慾)으로부터 나는 것이 아니냐" 하여, 인간들의 싸움과 전쟁의 근본적 요인이 정욕을 채우기 위한 것이라고 경고하였는데, 인간의 정욕 중 절제하기 가장 힘들면서도 꼭 해야 할 것이 식욕임을 기억할 필요가 있다.

식탐에 빠지는 것은 영적 건강에도 해로운 것이기에, 베드로전서 2장 11절에서는, "사랑하는 자들아 거류민과 나그네 같은 너희를 권하노니 영혼을 거슬러 싸우는 육체의 정욕(私慾)을 제어하라"고 경고하였다.

이와 같이 식탐은 죄악된 것이기도 하기에, "너희는 유혹의 욕심(私慾)을 따라 썩어져 가는 구습을 따르는 옛사람을 벗어 버리고"(엡 4:22)라는 말씀에 귀를 기울여 과감하게 결단하고 새롭게 변하도록 해야 할 것이다.

2) 사랑은 말이 아니라 몸으로 하는 것이다

(1) 기독교의 핵심 가치는 사랑이다

성경의 고린도전서 13장 13절에서 "그런즉 믿음, 소망, 사랑, 이 세 가지는 항상 있을 것인데 그중의 제일은 사랑이라"고 한 것에서 볼 수 있는 바와 같이 기독교의 핵심적 가치는 '사랑'이다.

(2) 사랑은 말이 아니라 몸으로 실천하는 것이다

기독교의 핵심적 가치인 사랑은 결코 말로만 하는 것이 아니라 반드시 몸적 실천을 통해서만 가능한 것이다. 이와 같은 사실을 확실하게 하기 위하여 예수님은 마태복음 7장 21절에서, "나더러 주여 주여 하는 자마다 다 천국에 들어갈 것이 아니요 다만 하늘에 계신 내 아버지의 뜻대로 행하는 자라야 들어가리라"고 말씀하셨다.

유명한 사도 바울도 예수님의 이러한 말씀에 의거하여 다음과 같이 말하였다.

> "내가 사람의 방언과 천사의 말을 할지라도 사랑이 없으면 소리 나는 구리와 울리는 꽹과리가 되고"(고전 13:1)

> "만일 형제나 자매가 헐벗고 일용할 양식이 없는데 너희 중에 누구든지 그에게 이르되 평안히 가라, 덥게 하라, 배부르게 하라 하며 그 몸에 쓸 것을 주지 아니하면 무슨 유익이 있으리요 이와 같이 행함이 없는 믿음은 그 자체가 죽은 것이라"(야고보서 2:15-17)

실제로 예수님은 전능하신 분인데도 사랑을 말씀으로만 하지 않으시고 몸의 실천으로 보여 주셨다. 인류의 구원을 말씀으로만 하지 않으시고 직접 몸으로 십자가에 달리시는 몸적 희생을 실천하신 것이다. 요한복음 19장 17절에서는, "그들이 예수를 맡으매 예수께서 자기의 십자가를 지시고 해골(히브리어로 골고다)이라 하는 곳에 나가시니"라고 하여 이 사실을 명확하게 하였다.

예수님은 또한 십자가를 직접 지신 자신의 실천적 사랑을 보여 주시며 그대로 따라 하는 자만이 예수님의 제자요 진정한 그리스도인임을 분명히 하셨다. 예수님께서 마태복음 10장 38절에서, "또 자기 십자가를 지고 나를 따르지 않는 자도 내게 합당하지 아니하니라"고 하셨고, 마태복음 16장 24절에서는, "이에 예수께서 제자들에게 이르시되 누구든지 나를 따라오려거든 자기를 부인하고 자기 십자가를 지고 나를 따를 것이니라"고 말씀하신 것을 잘 기억할 필요가 있다.

3) 기독교의 사랑은 희생을 통한 것이어야 한다

(1) 이웃 사랑은 자신의 욕망 절제에서 시작된다

예수님께서 십자가에서 사랑을 실천하기 위한 희생을 하시기 전에, "하나님, 하나님, 어찌하여 나를 버리셨나이까"(마27:46)라도 절규하신 것은, 인성을 가지신 예수님께서도 삶의 욕구가 강렬하셨음을 보여 주는 것이다. 그러나 일반인 못지않게 삶의 욕망이 강렬하였음에도 불구하고, 자신의 욕망을 절제하심을 통해 인류를 구원하는 희생이 가능해진 것이다.

그리스도인들이 하나님의 지상명령인 이웃 사랑을 실천하기 힘들어하는 가장 큰 이유도 바로 자신의 욕망을 절제하지 못하기 때문이다.

더 갖고 싶고, 더 누리고 싶고, 더 하고 싶은 욕망을 절제하지 못하면 절대로 사랑을 할 수 없게 된다. 자신이 쓰고 남은 것을 나누는 것은 결코 사랑이 아니라 자기 과시이며 성경에 따르면 바리새인과 같은 위선자의 행위가 되는 것이다.

> "화 있을진저 외식하는 서기관들과 바리새인들이여 회칠한 무덤 같으니 겉으로는 아름답게 보이나 그 안에는 죽은 사람의 뼈와 모든 더러운 것이 가득하도다"(마태복음 23:27)

> "또 어떤 가난한 과부가 두 렙돈 넣는 것을 보시고 이르시되 내가 참으로 너희에게 말하노니 이 가난한 과부가 다른 모든 사람보다 많이 넣었도다 저들은 그 풍족한 중에서 헌금을 넣었거니와 이 과부는 그 가난한 중에서 자기가 가지고 있는 생활비 전부를 넣었느니라 하시니라"(누가복음 21:2-4)

이는 모두 자신의 욕망을 절제하는 것이 사랑의 핵심 조건이라는 것을 가리키는 것이다. 이와 같이 하나님께서 우리에게 요구하시는 사랑은 내가 쓰고 남은 것을 나누어 주는 것이 아니라, 나의 욕망을 절제하고 나누어 주는 것이라는 점을 다시 한 번 분명히 기억해야 할 것이다.

(2) 욕망 절제의 가상 중요한 것은 식욕 절제이다

인간의 욕망에는 식욕, 성욕, 권력욕, 명예욕 등 다양한 종류가 있다. 그런데 이 모든 욕망 중 가장 근본적인 것은 바로 식욕이다. 식욕은 생존과 직결된 것이기 때문이다.

인간 사회에 개인 간의 갈등이나 국가 간의 전쟁이 발생하는 원인은 대개가 욕망을 확대하고자 하기 위함이다. 따라서 이를 미연에 방지하는 것은 욕망을 절제하는 것인데, 그 첫 번째 단계는 바로 식욕의 절제를 체질화하는 것이다. 인간의 가장 근본적인 욕망인 식욕을 절제할 수 있을 때 다른 욕망도 절제할 수 있기 때문이다.

성경에서 금식을 중시하는 것도 바로 이러한 이유라고 본다. 생존과 직결된 식욕을 절제할 수 있을 경우에는 다른 여러 가지 죄악된 욕망과 행위를 절제할 수 있기 때문으로 보인다.

4) 음식도 하나님의 영광을 위하여 먹어야 한다

"그런즉 너희가 먹든지 마시든지 무엇을 하든지 다 하나님의
영광을 위하여 하라"(고전 10:31)

하나님께서 자신의 영광을 세상에 드러내기 위해 창조하시고 구원하신 우리 성도들이 개인의 사사로운 욕심을 채워 나가기 위해서 살아간다면, 일시적으로는 만족하고 행복해 보일지라도 결국에는 불행의 늪에서 고통받을 수밖에 없다. 이러한 불행을 예방하고 행복한 삶을 살아가게 하기 위해서 하나님께서는 우리가 무슨 일을 하든지 그 궁극적

인 목표는 하나님의 뜻에 따라 하나님의 영광을 위한 것이어야 한다고 알려 주신 것이다.

위에 인용한 고린도전서의 말씀에서 특히 "먹든지 마시든지"라는 특정 용어를 사용하신 것은 각별한 의미가 있다고 보인다. 물론 성경의 모든 구절구절이 다 중요하지만 말이다. 이것은 바로 우리가 음식을 먹을 때에도 나의 식욕을 채우고 입맛을 즐기기 위해서 하지 말고, 오직 하나님의 영광을 위해서하라는 의미이다.

지금 나의 식사가 하나님의 일을 하는 데 필요한 건강을 위한 것인가? 나의 식사로 인해 다른 사람이 피해를 입고 있지는 않은가? 나의 식사로 인해 하나님께서 창조하시고 잘 관리하라고 맡겨 주진 자연을 파괴하고 있지는 않은가? 내가 배불리 먹는 순간에도 굶주리는 사람은 없는가?

이러한 묵상과 함께 식사를 하는 것이 결코 쉬운 일은 아니지만 성도들의 바람직한 식사 방법임을 인식하고 최대한 실천하도록 노력해야 할 것이다.

6. 과식은 인류를 멸망시킬 수 있다

1) 식욕에 눈이 어두워 에덴동산에서 쫓겨나다

"여자가 그 나무를 본즉 먹음직도 하고 보암직도 하고 지혜롭게 할 만큼 탐스럽기도 한 나무인지라 여자가 그 열매를 따먹고 자기와 함께 있는 남편에게도 주매 그도 먹은지라"(창세기 3:6)

위의 말씀이 알려 주는 것은, 최초의 인류가 에덴동산에서 쫓겨나게 된 범죄의 원인이 바로 식욕이라는 것이다. 하나님께서 "선악을 알게 하는 나무의 열매는 먹지 말라 네가 먹은 날에는 반드시 죽으리라"(창2:17)고 엄중하게 경고하셨음에도 불구하고, 그 열매를 "먹음직"하게 보게 되는 식욕을 억제하지 못해 결국 에덴동산에서 쫓겨나게 된 것이었다.

2) 인류 멸망의 원인은 원자폭탄이 아니라 과식이다

최초의 인류가 식욕을 못 이겨 에덴동산에서 쫓겨났다면, 현대 인류는 과식으로 인해 지구에서 쫓겨나게 될 위험에 놓여 있다고 보인다. 오늘날 전 인류의 생존을 가장 위협하는 것은 원자폭탄이 아니라 바로 인간의 식욕이 초래한 이상기후이다. 과식은 개인의 질병과 죽음을 초래할 뿐만 아니라 지구 환경을 심각하게 파괴하는 주범이기 때문이다.

3) 과도한 육식은 지구 온난화의 주범이다

오늘날 인류가 당면한 가장 심각한 문제는 바로 지구온난화로 인한 이상기후이다. 전쟁이나 질병으로 인한 피해보다 이상기후로 인한 피해가 지금도 더 심각하며, 시간이 지날수록 그 정도는 급속도로 더욱 심각해지고 있다. 그런데 지구온난화의 주범이 바로 인간의 식욕으로 발생한다는 것을 심각하게 생각하고 있지 않는 그 상황이 정말로 심각한 것이다.

2006년 유엔식량농업기구(FAO)가 발표한 통계자료에 의하면, 지구 온실가스 배출 분야 가운데 축산이 18%로 가장 높았다. IPCC(기후변화에 관한 정부 간 협의체)는 가축의 방귀가 배출하는 온실가스량이 전체 온실가스 생산량의 약 40%라고 발표하였다. 통계수치의 정확도에 일정 부분 문제가 있을 수는 있으나, 가장 중요한 요인인 것만은 틀림없다고 볼 수 있다.

과도한 육식으로 인한 피해는 이에 그치지 않는다. 조사에 따르면, 인간의 육식을 위해 사육되고 있는 가축에게 먹이는 사료의 양은 인간이 생산하는 곡물의 37%를 차지한다고 한다. 2012년에 세계 인구의 10.5%인 8억 2,800만 명이 굶주림에 시달리고 있는 상황임에도 말이다.

박일진 대통령 직속 농어업·농어촌특별위원회 농어업분과 위원이 "인간이 생산하는 식량이 적절히 분배되지 않고, 부자들의 육식을 위해 가축에게 너무 많이 간다. 육식은 식량 불평등으로 인류의 생존을 위협한다."고 경고한 것은 과도한 육식이 단순히 온실가스 배출 문제 정도가 아니라 말 그래도 인류의 존망에 영향을 주는 심각한 사건임을 의미하는 것이다.

인간의 육식을 위해 사육되는 가축에게 소요되는 엄청난 곡물을 재배하기 위해 지구의 허파라고 불리는 아마존의 밀림이 심각하게 훼손되고 있다는 사실(아마존 밀림 파괴의 가장 큰 원인이다)도 주목해야 할 현실이다. 이러한 심각성을 깨닫고 과도한 육식을 제한할 것을 몇몇 국가의 기관에서 주장하고 있으나 전체적 상황을 전환하기에는 너무 부족한 상황이다.

7. 바람직한 식사 시간

1) 하루 세끼, 시간 맞춰 먹지 마라

산업사회 속에 살아가고 있는 현대인들은 하루에 세끼를 먹는 것에 대해 건강을 위해 지극히 당연한 것으로 생각하고 있다. 따라서 정해진 세 번의 식사 시간만 되면 배가 고프냐의 여부에 관계없이 습관적으로 식사를 하고 있다.

그런데 인간이 하루에 세끼 식사를 하게 된 것은 불과 100여 년 전에 불과하다. 애초에는 인간도 동물들과 같이 정해진 식사 시간 없이 배가 고프면 식사를 하였다고 보는 것이 타당한 추측이다.

하루 세 차례 정해진 식사 시간에 따라 배가 고프지도 않은데 식사를 하다 보니 과잉 섭취를 하게 되고, 그에 따라 다양한 문제들이 발생되고 있다. 개인의 건강과 인류의 생존을 위해 습관적으로 하루 세끼를 먹는 것에서 벗어나 배가 고플 때에만 식사를 하도록 해야 할 것이다.

일본의 나구모 요시노라 의사는 인간의 건강과 생존력에 깊은 영향을 주는 '시르투인(Sirtuin) 유전자'는 공복일 때에만 발현된다고 하며 1일1식을 주장하고 있다. 배가 고픈 시간을 유지하는 것은 건강을 위해 매우 필요하다는 입장이기도 하다.

2) '꼬르륵' 소리를 즐겨라

공복일 때에만 발현되는 '시르투인 유전자'를 고려할 때, 식사는 배에서 '꼬르륵' 소리가 나면 이를 적당 시간 즐기고 난 후에 하는 것이 가장 이상적이다. 처음에는 배고픈 것을 참기 불편할 수 있으나, 이것이 자신의 건강과 인류의 번성과 행복을 위한 길이라는 점을 생각하며 '꼬르륵' 소리를 음악처럼 즐긴다면 점점 습관화될 것이다.

6장

움직임 실습

몸과 마음의 깊고 얕은 모든 긴장을 풀어 주고, 몸의 원초적 움직임을 회복하여 통증을 없애고 부드럽고 자유로운 몸의 움직임을 회복해 준다. 마음에도 긴장이 사라지고 평화와 안정이 깃들게 된다. 신체의 모든 근육을 사용하므로 관절 건강에 도움이 된다.

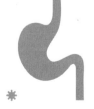

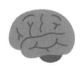

"너희 몸은 너희가 하나님께로부터 받은 바 너희 가운데 계신 성령의 전인 줄을 알지 못하느냐 너희는 너희 자신의 것이 아니라 값으로 산 것이 되었으니 그런즉 너희 몸으로 하나님께 영광을 돌리라"(고전6:19-20)

◈ 주의

건강을 위한 모든 동작은 아래의 여섯 가지 동작 원리를 반드시 지키며 하도록 한다.

1. 움직이는 부위에 집중하여 그 부위를 느끼며 움직인다(고유수용감각기 이용).

2. 근육 이완을 할 경우에는 불필요한 힘(긴장의 힘)을 빼며 세포 하나하나를 느끼듯 천천히 움직인다.

3. 절대 무리하지 않고 놀이를 하듯 쉽고 편한 만큼 움직인다.

4. 남에게 보여 주기식 움직임을 절대 하지 않는다.

5. 절대 남이 하는 대로 따라 하지 않고, 오직 자기의 몸이 쉽고 편한 만큼 움직인다.

6. 건강을 목적으로 하는 움직임은 특별한 경우가 아니면 가급적 선 자세로 실시하도록 한다. 선 자세로 움직여야 전신의 균형 감각을 향상시키고 전신의 근육을 골고루 사용하게 되기 때문이다.

각각의 동작을 실시할 때 호흡에는 신경 쓰지 않는다. 평상시에 호흡에 전혀 신경 쓰지 않고도 모든 움직임이 편하고 자연스럽게 잘되는 것과 같은 원리이다. 굳이 동작을 하면서 의도적으로 날숨과 들숨을 하지 않아도 폐를 중심으로 몸을 확장시키는 동작에서는 저절로 들숨이 되고, 수축시키는 동작에서는 저절로 날숨이 되기 때문이다. 호흡을 따로 신경 쓰는 경우는 심호흡(단전호흡)과 같이 호흡에만 전념하는 경우이다. 호흡에 관해서는 호흡을 집중적으로 다루고 있는 6장을 참고하길 바란다.

1. 전신 깨우기 30동작(전체 약 15~20분 소요)

1) 양어깨 앞뒤로 흔들기

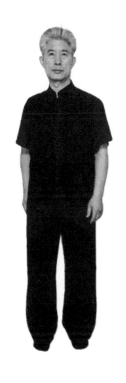

① 두 발을 11자로 만들고 골반 너비로 선다.
② 몸의 중심축을 항상 느끼고 유지하며 정수리가 하늘로 올라간다고 생각하며, 시선은 정면을 향한 채 온몸이 상하로 부드럽게 늘어난다고 생각한다.
③ 양어깨의 긴장을 모두 풀고 최대한 부드럽게 좌우 교대로 앞뒤로 움직인다.
④ 양쪽을 각각 10회 정도 반복하여 움직인다.

❖ 효과

발바닥부터 정수리까지 자세를 반듯하게 해 주고, 긴장된 어깨 근육의 이완과 함께 어깨가 가벼워져서 심리적으로도 이완된다. 균형 감각을 향상시킨다.

2) 양 골반 앞뒤로 흔들기

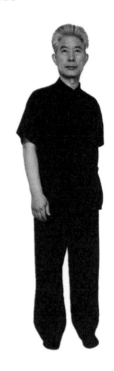

① 1번 동작과 같은 자세를 유지한 채로 어깨 대신 좌우 골반을 앞 뒤로 각각 10회 정도 반복하여 움직인다.

② 항상 몸의 중심축을 유지하고 부드럽게 움직이도록 주의한다.

1번 동작의 효과와 더불어 허리와 골반 부위의 이완으로 근육통을 예방하고 골반을 교정한다.

3) 양 무릎 앞뒤로 흔들기

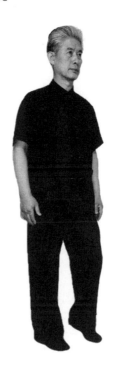

① 1~2번 동작과 모든 것은 같이 하되, 양쪽 무릎을 좌우 교대로 앞으로 굽혔다 펴기를 반복한다.

② 무릎을 움직일 때 상체는 긴장을 풀어 저절로 편한 만큼 흔들리도록 놔둔다.

1~2번 동작의 효과와 함께 고관절, 무릎 관절, 발목 관절을 부드럽게 한다.

4) 양 발바닥 앞뒤로 들었다 내리기

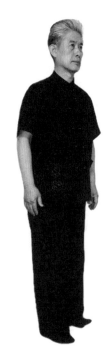

① 1번 동작과 같은 자세를 유지하고 편하게 선다.

② 양발 각각의 뒤꿈치와 엄지발가락을 잇는 선을 상상한다.

③ 우측 발의 뒤꿈치는 바닥에 붙인 채로 발바닥을 바닥으로부터 들어 올리며, 동시에 왼쪽 발은 발가락은 바닥에 붙인 채로 뒤꿈치

를 들어 올린다.

④ 앞의 동작을 왼발, 오른발 교대로 들었다 내리기를 반복한다.

⑤ 양발 각각 10회 정도 반복한다.

⑥ 몸 전체의 중심축은 유지하도록 한다.

⑦ 상체의 긴장은 완전히 풀어서 자연스럽고 부드러운 움직임이 되도록 한다.

◈ 효과

제2의 심장인 종아리 앞뒤의 근육을 이완하고 강화한다. 발목 관절과 엄지발가락을 중심으로 모든 발가락 관절을 이완하고 강화하며 발바닥의 감각을 깨워 걸을 때나 서 있을 때 균형감을 증진시킨다.

5) 고관절을 중심으로 몸통 좌우로 움직이기

① 양발을 11자로 만들고 자연스럽고 편한 만큼 벌린다.

② 양 엄지손가락을 골반 옆의 윗부분에 가볍게 올린다.

③ 양손의 2~4번 손가락으로 양쪽 옆면 고관절을 살짝 누른다.

④ 좌우 고관절을 교대로 누르며 고관절을 중심으로 몸통을 좌우로 각각 10회 정도 반복하여 움직인다.

⑤ 엉덩이가 앞이나 뒤로 가지 않게 하여 옆에서 보았을 때 전신이 1자인 상태를 유지하며 움직인다.

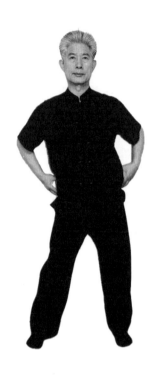

✧ 효과

고관절을 집중적으로 이완하고 강화한다.

6) 양 발바닥 좌우로 움직이기

① 양발을 11자로 만들고 자연스럽고 편한 만큼 벌린다.

② 양 엄지손가락을 골반 옆의 윗부분 허리띠가 걸리는 곳에 가볍게
올린다.

③ 왼발의 왼쪽 옆 날과 오른발의 왼쪽 옆 날만 바닥에 닿도록 5번

동작과 같이 골반을 왼쪽으로 움직인다.

④ 오른발의 오른쪽 옆 날과 왼발의 오른쪽 옆 날이 바닥에 닿도록 골반을 오른쪽으로 움직인다.

⑤ 위의 동작이 반복되도록 골반을 좌우로 각각 10회 움직인다.

⑥ 골반이 앞이나 뒤로 쏠리지 않고 옆모습이 1자가 되는 자세를 유지하고 움직인다.

✧ 효과

발바닥의 감각을 깨워 걸을 때나 서 있을 때 균형감을 증진시키며, 부수적으로 발목과 고관절을 이완하고 강화한다.

7) 입모리 귀로 올리며, 양눈 번쩍 뜨기

① 앉아서 해도 되나, 서서 할 때는 1번 동작의 선 자세를 취한다.

② 사진과 같이 양 손바닥을 편 채로 얼굴 가까이한다.

③ 양 엄지손가락으로는 좌우 입 끝 쪽을 귀 쪽으로 끌어당기며 늘린다는 생각으로 움직인다. 이때, 엄지손가락으로 입 끝을 실제로 끌어당겨서는 안 된다.

④ 엄지손가락을 귀쪽으로 이동하는 동시에 나머지 손가락은 위로 쭈욱 올리며 눈을 번쩍 크게 뜬다. 눈을 크게 뜰 때는 이마의 근육을 위로 끌어 올린다는 생각을 한다.

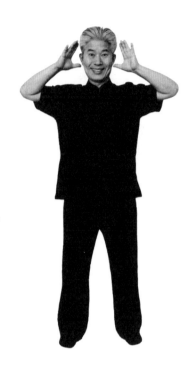

⑤ 입꼬리를 귀 쪽으로 올릴 때, 입은 반달형을 만들어 유지하고 미
　소 짓는다.

⑥ 입꼬리와 이마의 근육을 위로 올린 상태에서 약 10초 정도 머문다.

⑦ 중간에 2~3초간 휴식을 취하며 3~5회 이상 반복 실시한다.

⑧ 이 동작을 실시하기 전 거울을 보고 눈의 크기와 표정을 관찰한
　후, 실시 이후의 모습을 보면 긍정적으로 변화된 것을 확인하게
　된다.

◈ 효과

눈 위의 근육이 아래로 처지는 것을 예방하고, 처진 근육을 수축시켜

눈을 크게 만들어 준다. 눈을 크게 뜨게 되면 긍정적인 심리 상태가 이뤄지고 즐거워진다. 입꼬리를 귀 쪽으로 올리는 표정이 습관화되어 좋은 인상을 준다. 표정이 긍정적으로 바뀌면 감정도 반드시 긍정적으로 바뀐다.

8) 양 손목 좌우로 젖히기

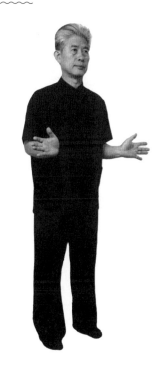

① 1번 자세로 서거나 앉아서 실시한다.

② 양 팔꿈치를 접어서 옆구리에 붙인다.

③ 양 손바닥을 서로 마주 보게 편다.

④ 팔꿈치는 옆구리에 붙인 채로 양 손목을 안쪽으로 접는다.

⑤ 안쪽으로 접었던 손목을 바깥쪽으로 굽힌다.

⑥ 손목에 긴장을 완전히 풀고, 안과 바깥쪽으로 20여 차례 흔들어 준다.

⑦ 양손으로 먼지를 털어 내듯 손가락을 상하로 움직이지 않도록 주의한다.

◈ 효과

손목을 부드럽게 함을 통해서 허리의 유연성을 강화한다. 손목을 이완함으로써 손목터널증후군에도 도움이 된다. 손가락과 손 운동은 치매 예방에도 많은 도움이 된다.

9) 양팔의 안과 바깥쪽 두드리기

① 왼팔을 손등을 위로 하여 앞으로 길게 뻗는다.

② 오른손 손바닥을 안쪽으로 살짝 둥글게 감는다.

③ 둥글게 감은 손바닥으로 '왼쪽 목 아래 → 어깨 위 → 위팔 → 팔꿈치 → 아래팔 → 손가락 끝'까지 차례로 부드럽게 두드리며 내려간다.

④ 왼손바닥을 위쪽으로 뒤집어 손가락 끝부터 겨드랑이까지 부드럽게 두드리며 올라간다.

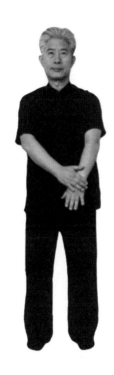

⑤ 양팔을 교대로 실시한다.

⊗ 효과

어깨부터 손가락 끝까지 팔의 근육을 이완시켜 준다.

10) 겨드랑이 두드리기

① 9번 동작과 연이어, 왼쪽 팔을 들어 올리고 오른손 주먹을 쥐고,
   엄지손가락 부위로 겨드랑이 뒤쪽의 근육을 약간 세게 10회 정도

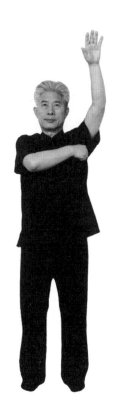

두드린다.

② 겨드랑이의 움푹 파인 곳을 20여 회 약간 세게 두드린다.

③ 팔을 바꾸어 교대로 실시한다.

④ 이 동작을 하기 전에 팔을 들어 올려 보고, 실시 후 팔을 들어 올려 보면 한결 부드럽게 더 높이 올라가는 것을 느낄 수 있다.

◈ 효과

팔을 위로 잘 올라가게 해 준다. 겨드랑의 속의 림프를 자극함으로써 체내의 독소 배출에 도움이 되고, 부종이나 염증을 예방하며 특히 여성들의 유방암 예방에 도움이 된다.

11) 좌우 가슴 근육 두드리기

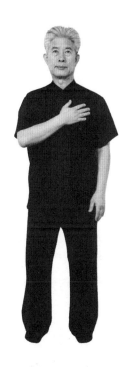

① 1번 동작의 자세를 유지한다.

② 오른손 손바닥을 둥글게 편 후, 왼쪽 가슴을 상하좌우로 골고루 편한 강도로 두드린다.

③ 왼손으로도 오른쪽 가슴을 같은 방식으로 두드린다.

④ 몸을 손바닥으로 두드릴 때는 절대로 손바닥을 완전히 펴는 것이 아니라 둥글게 모아 공기압으로 두드린다는 생각으로 해야 가슴

속까지 시원해지고, 두드림으로 인한 가슴 부위의 통증이 발생하지 않게 된다.

◈ 효과

스트레스와 잘못된 자세로 인해 안쪽으로 말린 가슴을 펴 주고 답답한 가슴이 시원해진다.

12) 명치부터 목 아래까지 두드리기

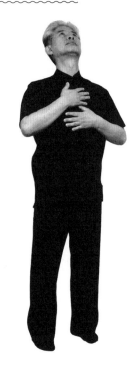

① 명치부터 턱 아래 목 부위까지 시원하게 이완한다는 생각으로 고

개를 뒤로 편한 만큼 젖힌다.

② 양 쪽 주먹으로 명치부터 목 아래 부위까지 20~30초 적당한 시간 골고루 두드린다.

③ 두드리면서 '아~~~~' 소리를 내면 이완이 더욱 잘되고, 심리적으로도 후련해진다.

◈ 효과

스트레스와 잘못된 자세로 인해 앞쪽으로 숙여진 가슴을 펴 주고 답답한 가슴이 시원해진다. 스트레스 해소에 탁월한 효과가 있다.

13) 척추 뒤로 굽혔다 펴기(목, 허리 C커브)

① '꼬리 → 허리 → 등 → 목 → 머리' 순으로 해당 부위를 느끼며 상체를 천천히 차례로 뒤로 젖힌다.

② 중력과 심리적 긴장, 잘못된 자세로 인해 수축되었던 척추 마디마디를 하나씩 원래의 길이로 회복시킨다는 생각으로 위로 뽑아 늘린다는 생각을 하며 뒤로 젖힌다.

③ 상체를 뒤로 젖힐 때 허리부터 허벅지와 무릎까지의 하체 부위가 앞으로 쏠리지 않도록 주의한다. 만일 하체가 앞으로 쏠리게 하며 상체를 뒤로 젖히면 허리 부위의 요추가 둥글게 굽혀지지 않고 척추의 특정 부분에서 일자로 꺾이게 되는 부작용이 발생한다.

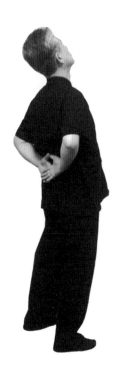

④ 상체를 뒤로 젖혀서 10초 정도를 머물러도 편할 만큼만 젖힌다.
  이때, 절대 과하게 굽혀 무리하지 않도록 한다.

⑤ 상체를 원상태로 돌이킬 때도 젖힐 때와 마찬가지로 천천히 느끼
  며 움직인다.

⑥ 상체를 세우고 2~3초간 쉬었다 다시 뒤로 젖히기를 반복 실시한다.

⑦ 최소한 5회 이상 실시하되, 숙달되면 10~20회 이상 하여도 신체
  에는 무리가 없고 척추 건강에 도움이 된다. 의자에 1시간 이상
  앉았다 일어설 경우에는 2~3회라도 실시하면 척추 건강 유지에
  유익하다.

바른 자세의 핵심인 척추 건강에 도움이 된다. 특히 목과 허리 부위의
척추를 C커브로 유지하게 하여 디스크 예방 및 완화에 핵심적인 방법
이 된다.

14) 목 좌우로 돌리기

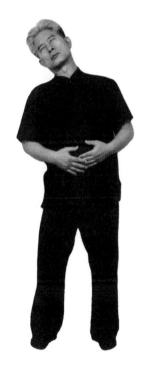

① 목의 해부학적 구조와 부위를 정확히 이해한다. 목뼈(경추)는 7개
로 윗부분은 뒤통수 중간에 있고 아랫부분은 쇄골선 근처에 있다
(사진 참조). 겉으로 드러난 것보다 길다는 점에 유의해야 한다.

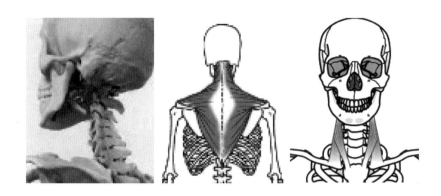

② 목을 지탱하고 움직이는 데 사용되는 근육은 사진에서 보는 바와 같이 매우 다양하고 길이도 길다. 목 돌리기 동작은 목과 연관된 모든 근육을 이완하거나 강화하는 데 목적이 있으므로 반드시 해당 근육 전체를 움직이는 데 초점을 맞춘다.

③ 머리를 오른쪽으로 눕혀, 왼쪽 귀 아래부터 왼쪽 어깨까지 연결된 근육(승모근)에 불필요한 긴장의 힘을 완전히 빼며 풀어 준다.

④ 뒤통수부터 등까지 연결된 근육(승모근)을 차례로 이완한다는 생각으로 앞쪽으로 천천히 돌린다.

⑤ 머리를 뒤쪽 방향으로 돌릴 때는 귀 뒤부터 전면 목 아래부위까지 연결된 근육(흉쇄유돌근)을 중심으로 사각근 등 모든 근육의 긴장을 풀어 주면서 실시한다.

⑥ 머리를 돌릴 때는 가급적 크게 원을 그리되 절대 무리하지 않는다. 천장에 커다란 원형 바늘시계를 상상하며 머리가 초침과 같이 회전한다고 상상하는 것이 좋다.

⑦ 머리를 돌리는 중 잘 안돌아가는 위치에서는 긴장의 힘을 더 빼고

더욱 천천히 돌린다. 세포 하나하나를 느끼면서 하듯이 돌린다.

⑧ 좌우로 각각 5회 이상 편한 만큼 돌린다.

◈ 효과

목 주변의 근육을 이완하고 강화시킴으로써 목디스크를 예방하고 해소한다.

15) 손목과 견갑골(날개뼈)을 동시에 풀기

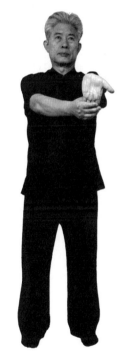

① 왼팔을 앞쪽 수평으로 쭉 펴고 손가락을 아래로 향하도록 손목을

꺾는다.

② 오른손으로 왼손의 손가락들을 잡고 부드럽게 당긴다.

③ 손가락을 당겨서 손바닥, 손목 안쪽, 팔 윗부분 전체가 시원할 정도로 이완시킨다.

④ 손가락을 당김과 동시에 왼쪽 견갑골의 긴장을 풀며 앞쪽으로 지긋이 밀어 준다.

⑤ 이 상태로 10초간 머문다.

⑥ 2~3초 휴식 후, 손가락을 위쪽 방향으로 올리고 앞의 과정을 실시한다.

⑦ 손가락을 안쪽으로 향하게 한 자세와 왼쪽으로 향하게 한 자세 등 4방향으로 각각 같은 방법을 실시한다.

⑧ 팔을 바꾸어 앞의 동작들을 똑같이 실시한다.

◈ 효과

견갑골과 어깨의 긴장을 풀어 주어 오십견에 도움이 된다. 손목을 이완시킴으로써 허리 유연성도 증가진다.

16) 어깨와 견갑골(날개뼈) 동시에 풀기

① 양팔의 팔꿈치를 쭉 펴며 팔을 정면으로 길게 뻗고 손바닥을 서로 붙인다.

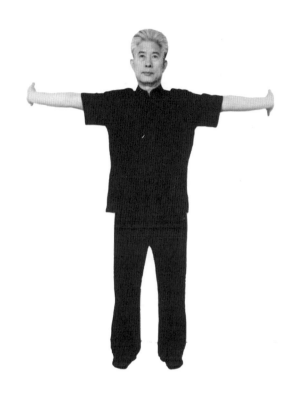

② 양 손목을 무리하지 않는 범위까지 손등 쪽으로 굽힌다.

③ 양어깨와 견갑골에 힘을 완전히 빼고 손목을 굽힌 상태로 양팔을 수평을 유지한 채로 뒤로 젖히고 10초간 머문다.

④ 양팔을 천천히 원위치로 가져왔다가 다시 뒤로 젖혀 10초간 머문다. 2~3회 반복한다.

⑤ 이때, 양팔을 뒤로 젖힐 때 팔의 높이가 수평보다 낮아지지 않도록 주의한다. 처음부터 무리하게 넓게 펴려고 하지 않고, 편 채로 10초간 편하게 머물 수 있을 정도까지만 벌리되 절대 수평보다 낮아지지 않도록 주의한다.

⑥ 양팔을 뻗어 양 손등을 붙였다 손목을 바깥쪽으로 접은 채로 위와 같은 방법으로 실시한다.

⑦ 손등을 위로 향하게 하고 엄지손가락을 붙였다가, 손목을 가능한 바깥쪽으로 굽힌 상태로 실시한다.

⑧ 4방향으로 실시하되, 손은 위치와 방향을 정하는 데 사용하고, 견갑골부터 손끝까지는 하늘을 훨훨 나는 새의 날갯짓을 연상하며 최대한 부드럽게 움직이는 데 초점을 맞춘다.

◈ 효과
어깨 관절과 견갑골, 팔 전체 근육 이완에 매우 효과적이다.

17) 양손 깍지 끼고 양팔을 굽혔다 펴기

① 왼쪽 손바닥을 왼쪽 바깥 방향으로 향하게 하고 팔꿈치를 펴며 팔을 쭉 뻗는다.

② 오른손을 왼손 위로 넘겨 양손을 깍지 낀다.

③ 깍지 낀 양손을 아래로 내리며 원을 그리면서 가슴 쪽으로 당겼다 앞으로 편한 만큼만 편다.

④ 10초간 편하게 머물 수 있을 범위까지만 팔을 펴도록 주의한다.

⑤ 10초간 머물다 반대 방향으로 원위치로 돌렸다가 다시 안쪽으로 감았다 펴기를 2~3회 실시한다.

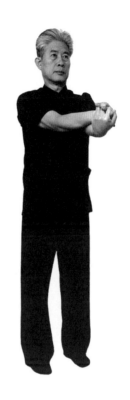

⑥ 오른손을 뻗어서 같은 방식으로 2~3회 반복 실시한다. 단, 절대 무리하지 않도록 주의한다.

◈ 효과

어깨 관절, 손목, 손가락, 팔 전체의 이완을 돕는다.

18) 전신 최장 대각선으로 이완하기

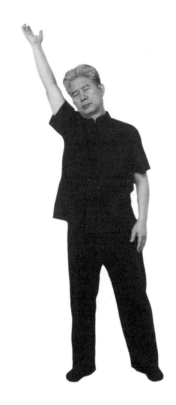

① 두 발을 11자로 유지한 채 어깨너비로 벌리고 선다.

② 왼손을 명치 부위로 올린다.

③ '왼손의 가운데 손가락 첫째 마디 → 둘째 마디 → 셋째 마디 →
손바닥 → 손목 → 아래팔 → 팔꿈치 → 위팔 → 어깨 관절 → 견
갑골 → 견갑골 아래 → 흉추 → 우측 골반 → 우측 허벅지 → 우
측 무릎 → 우측 종아리 → 우측 뒤꿈치 → 우측 발바닥 → 우측
엄지발가락' 순으로 세포 하나하나를 이완한다는 생각으로, 우측

다리와 가급적 일직선이 되도록 좌상향으로 뻗어 올린다.

④ 좌측 가운데 손가락의 끝부분과 우측 엄지발가락 끝부분까지의 거리가 가장 길어지도록 전신을 늘려 준다.

⑤ 전신을 늘린 상태에서도 신체 어떤 부분에도 털끝만 한 긴장의 힘이라도 느껴지지 않고 편안한 잠에 들듯이 최대한 부드럽게 이완한 상태를 취하고 10초간 머문다.

⑥ 이때 머리도 왼팔과 수평이 되도록 함께 왼쪽으로 향하게 한다.

⑦ 좌측 가운데 손가락 끝부분부터 차례로 원상태로 돌아온다.

⑧ 오른손을 앞의 요령과 순서로 실시한다. 손을 위로 올릴 때, 자신의 힘으로 올린다고 생각하지 않고, 위에서 끌어 올리는 힘에 저항하거나 자신의 힘을 합하여 협력하지 않고 순순히 끌려 올라간다고 생각한다.

⑨ 몸을 최장으로 늘린 상태에서, 허리가 앞이나 뒤쪽으로 꺾이지 않도록 주의하여, 옆모습이 1자가 되도록 유의한다.

⑩ 좌우측을 번갈아 2~3회 실시한다.

◈ 효과

전신을 상하로 길게 늘림으로써 전신이 홀가분해진다.

19) 척추 아래위로 펴기

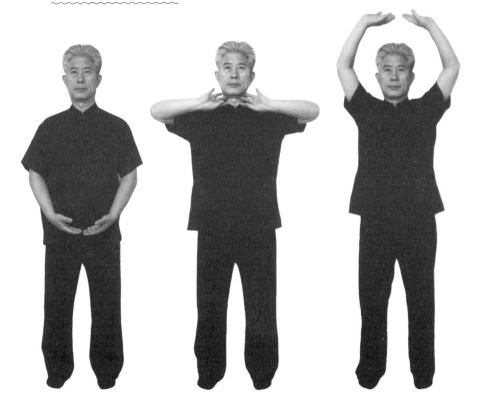

① 두 발을 골반 너비와 11자 형태로 하고, 정수리가 상승한다는 생
  각을 하여 옆모습이 1자가 되도록 선다.

② 좌우 가운데 양 손가락을 아랫배의 하단(척추의 아래 끝부분)에
  가볍게 붙인다.

③ 척추 가장 아래마디와 가장 윗마디까지 26개를 아래쪽부터 하나
  하나 좁아진 간극을 원상태의 간극으로 넓혀서 굽어진 척추도 펴
  지게 한다는 생각으로 가장 윗부분 마디까지 펴 준다.

④ 척추 한 마디씩 늘린다는 생각으로 손바닥을 위로 향한 채로 양손 끝부분을 위쪽으로 이동한다.

⑤ 양손이 쇄골 부위까지 오면, 손바닥을 뒤집어 척추 마지막 마디까지 늘린다는 생각으로 계속 올린다.

⑥ 척추 가장 윗마디까지 늘렸다고 생각되면, 두개골을 위로 올려 머릿속을 텅 비운다는 생각으로 양팔이 원형을 유지할 때까지 위로 올린 상태에서 10초간 머문다.

⑦ 양손을 좌우로 원형을 그리며 내려 원위치로 옮긴다.

⑧ 처음부터 같은 동작을 2회 반복하여 실시한다.

◈ 효과

중력, 잘못된 자세, 심리적 위축으로 인해 단축되거나 굽어진 척추를 원래의 상태로 회복시키고 자세도 바르게 펴 준다.

20) 양팔 앞뒤로 멀리 펴기

① 두 발을 골반 너비로 하고 11자로 바로 선다.

② 양 손바닥을 서로 마주 보게 하고 가슴 앞으로 모은다.

③ 왼손 가운데 손가락을 선두로 하여 수평 앞으로 천천히 뻗는다.

④ 왼손을 앞으로 뻗을 때, 오른손가락으로 왼손 가운데 손가락의 첫째 마디, 둘째 마디, 손바닥 → 손목 → 아래팔 → 팔꿈치 안쪽 →

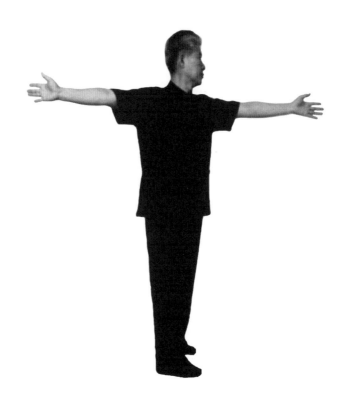

위팔 → 어깨 관절 → 왼쪽 쇄골 → 가슴 중앙 → 오른쪽 쇄골 →
오른쪽 어깨 관절 → 오른쪽 위팔 → 오른쪽 팔꿈치 안쪽 → 오른
쪽 아래팔 → 오른쪽 손목 → 오른쪽 손바닥 → 오른쪽 손가락 각
각 마디 → 오른쪽 가운데 손가락 마지막 마디까지 골고루 펴지도
록 하기 위해 해당 부위를 느낄 수 있도록 가볍게 훑어간다.

⑤ 좌우 가운데 손가락 사이가 서로 가장 멀어지도록 양팔을 편 상태
에서 10초간 머문다.

⑥ 뒤로 간 오른 팔을 펼 때와 반대 순서로 천천히 해당 부위를 느끼
며, 우측 손이 가슴 앞에 올 때까지 멍석을 말 듯이 움직인다.

⑦ 가슴 앞까지 온 오른손을 왼쪽 팔을 수평 앞으로 펼 때와 같은 요령으로 앞으로 펴면서, 왼손은 가슴 앞으로 서서히 복귀시킨다.

⑧ 양팔을 교대로 2회 이상 실시한다. 이때, 시선은 처음부터 끝까지 정면으로 고정한 상태에서 실시하여야 한다.

◈ 효과
발목부터 목 부위까지 전신의 이완과 회전 능력을 높여 준다.

21) 하늘과 땅을 아래위로 밀어내기

① 두 발을 골반 너비를 유지하며 11자로 바로 선다.

② 양 손바닥을 공을 잡듯이 둥글게 굽혀, 왼손은 위, 오른손을 아래에 두고 서로 마주 보게 한 채로 명치 아래 근처에 모은다.

③ 왼 손바닥이 위쪽, 오른 손바닥이 아래로 향하도록 양 손바닥을 뒤집는다. 이때 두 손의 손가락은 항상 몸통 방향을 유지하도록 한다.

④ 왼 손바닥은 위로, 오른 손바닥은 아래로 향하게 하여 천정과 바닥 사이의 공간을 최대한 벌린다는 생각으로 밀어낸 자세에서 10초간 머문다. 단, 전신에 긴장이 생기지 않도록 주의한다.

⑤ 10초간 머문 후, 양 손바닥을 서로 마주 보도록 뒤집는다.

⑥ 양 손바닥 사이에 커다란 풍선을 넣고 서서히 압축한다는 생각으

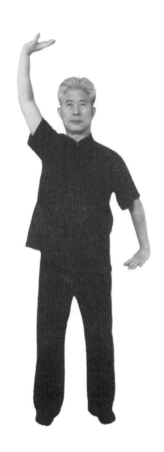

로 원래의 위치까지 좁힌다.

⑦ 오른손을 위로, 왼손을 아래로 서서히 바꾼다.

⑧ 앞의 요령대로 실시한 후, 양팔을 원 위치로 내린다.

⑨ 좌우 각각 2회 이상 실시한다.

⊗ 효과

상체를 상하로 이완하며 손목의 유연성을 높이고 집중력을 높인다.

22) 가슴과 팔 좌우로 펴기

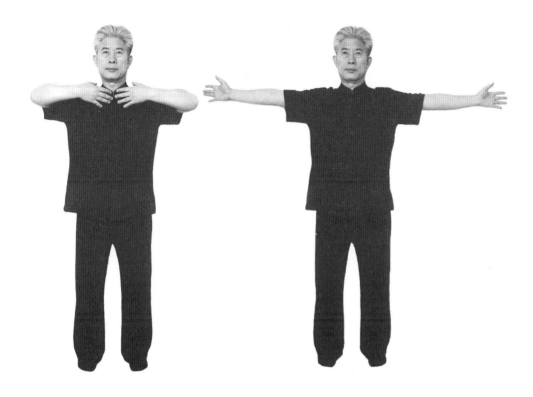

① 두 발을 골반 너비로 유지하며 11자로 선다.

② 양팔을 쇄골 높이까지 들어 가슴 중앙선에서 좌우 손가락이 서로 살짝 닿을 정도에 위치시킨다.

③ 가슴 중앙선에서 양쪽 수평으로 양손을 좌우 바깥 방향으로 끌어 당긴다.

④ 양손을 끌어당길 때에는 미닫이문을 소리 안 나게 열듯이 부드럽게 당기며, 세포 하나하나를 느끼며 이완시킨다는 생각으로 모든

긴장을 풀고 최대한 부드러운 상태를 유지하며 천천히 움직인다.

⑤ 좌우 가운데 손가락 끝까지 완전히 펴지고 이완되는 거리까지 펼친 상태에서 10초간 머문다.

⑥ 완전히 열렸던 미닫이문을, 열 때의 요령으로 천천히 원래의 위치로 닫는다는 생각으로 두 손을 가슴 중앙으로 모은다.

⑦ 위의 전 과정을 1회로 하여 2회 이상 반복 실시한다.

◈ 효과

가슴, 어깨, 팔 전체를 이완하여 답답한 마음이 시원해진다.

23) 전신 좌우로 회전하기

① 왼발에 체중을 싣고 오른발은 우측으로 편한 만큼 벌린다.

② 왼발의 엄지와 새끼발가락 및 뒤꿈치 세 점에 체중을 골고루 분산하여 편하게 선다.

③ 왼쪽 발바닥에서 정수리까지 일직선으로 중심축을 유지한다는 생각으로 자세를 바로 세우고 회전축으로 삼는 것을 동작을 마칠 때까지 유지한다.

④ 양팔의 팔꿈치를 굽혀 양 옆구리에 가볍게 붙인다.

⑤ 얼굴은 정면으로 고정한 채 '왼쪽 발목 → 종아리 → 무릎 → 허벅지 → 고관절 → 허리 → 등의 아래와 가운데 및 윗부분 → 어깨

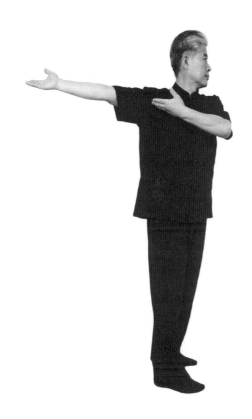

→ 목'의 순서로, 움직이는 각 부위를 느끼며 왼쪽으로 천천히 돌리되 10초간 멈추는데, 힘들지 않을 각도까지만 돌린다.

⑥ 몸통을 회전함과 동시에 양팔은 자연스럽게 뒤를 향하여 펴도록 한다.

⑦ 왼쪽으로 돌린 채로 10초간 멈추었다가 다시 처음 회전한 역순으로 원래의 자세로 돌아온다.

⑧ 원래의 위치로 돌아옴과 동시에 왼쪽 회전과 같은 요령으로 우측으로 회전하였다가 원위치한다.

⑨ 좌회전을 마치면 양팔을 내렸다가 체중을 우측 발로 옮기고 왼쪽
　발과 같은 요령으로 실시한다. 이때, 얼굴은 항상 정면으로 고정
　한 채로 실시해야 한다.

◈ 효과

서 있을 때의 균형 감각과 몸 전체의 회전 능력을 증진시킨다.

24) 고관절 좌우로 돌리기

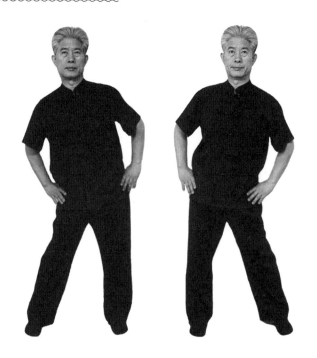

① 5번 동작과 같이 손가락을 양쪽 고관절에 올려놓는다.

② 좌우 고관절을 천천히 왼쪽 방향으로 원을 그리며 10회 돌린다.

③ 같은 요령으로 오른쪽으로 돌린다.

④ 고관절을 돌릴 때 얼굴은 항상 정면으로 고정한 채로 움직여야 한다는 것에 주의한다. 이때, 고관절이 더욱 부드러워짐과 함께 회전 반경을 점점 크게 하도록 하되 절대 무리 하지는 않는다.

⊗효과

고관절 부위의 유연성과 근력을 강화시킨다.

25) 무릎 좌우로 돌리기

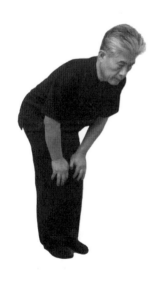

① 두 발을 붙인 채로 상체를 천천히 굽혀 두 손바닥을 좌우 무릎에 가볍게 올린다.

② 두 손을 무릎에 올린 채로 좌우로 각각 5회씩 부드럽게 돌린 후 일어선다.

⊗효과

무릎 관절의 유연성과 근력을 강화시킨다.

26) 다리 뒤쪽 근육(발목·종아리·오금·허벅지·엉덩이) 풀기

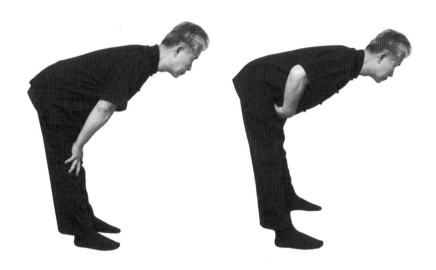

① 두 발을 골반 너비로 벌리고 두 발을 11자로 선 후, 상체를 굽히고, 두 손바닥으로 양쪽 무릎을 뒤쪽으로 가볍게 다리가 편한 만큼만 누르며 10초간 머문다.

② 무릎을 살짝 굽혀서 2~3초간 쉬었다 다시 살짝 누르며 펴서 10초 머물기를 3회 반복한다.

③ 일어설 때는 무릎을 살짝 구부렸다 일어선다.

④ 무릎을 누르고 하는 동작이 익숙해지면, 양손 손가락을 고관절 앞쪽에 깊숙이 넣은 채로 상체를 앞으로 굽힌다.

⑤ 이 자세의 목적은 다리 뒤쪽 근육을 이완하는 것이므로, 상체를 앞으로 굽힐 때 절대로 척추가 앞쪽으로 휘어지지 않고 일직선을 유지하도록 주의해야 한다. 척추를 앞쪽으로 굽어지지 않게 하기

위해서는 얼굴을 들어 항상 정면을 바라보는 상태로 상체를 굽히면 된다.

⑥ 상체는 절대 90도 이상 굽히지 않도록 주의한다. 상체를 굽히는 적당한 각도는 다리 뒤쪽 근육이 평소보다 시원해짐을 느끼는 정도가 이상적이다. 절대로 근육에 버티는 힘이 들어갈 정도로 무리하게 당기지 않도록 주의한다.

◈ 효과

발목부터 허벅지까지의 다리 뒷부분의 근육을 이완하여 혈액 순환과 바른 자세에 도움이 된다.

27) 접시돌리기

① 두 발을 넓게 벌리고 무릎을 굽히고 선다.
② 두 손바닥을 위로 오게 하고 팔꿈치를 굽힌다.
③ 두 손바닥에 접시를 올렸다고 가정하고 끝까지 손바닥을 위로 향하게 한다.
④ 손바닥의 접시가 바닥으로 떨어지지 않도록 주의하며 팔을 안쪽으로 감아 아래에서 한 바퀴 돌린다.
⑤ 허리를 뒤쪽으로 둥글게 굽히며 두 손바닥을 하늘에서 한 바퀴 돌린다.

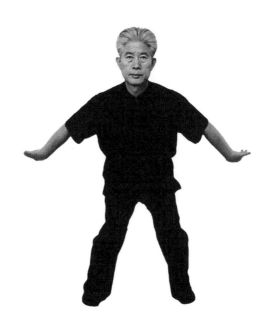

⑥ 두 손바닥을 안쪽으로 하여 5회, 바깥쪽으로 하여 5회 돌린다.

⊗ 효과

발목, 무릎, 허리, 척추, 목, 어깨 관절, 손목 관절을 이완시키고, 목뼈
(경추)와 허리뼈(요추)를 C커브로 만드는 데 도움이 된다.

28) 외발로 서서 복근 강화하기

① 체중을 왼발에 싣고 오른발은 무릎을 굽혀 45도 사선으로 왼쪽 무
   릎 방향으로 들어 올린다.

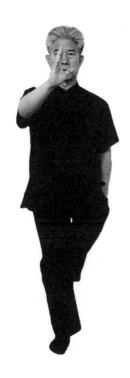

② 왼 손바닥은 펴서 눈높이로 가져가고, 오른손은 우측 옆구리 근처에 놓는다.

③ 복근을 수축시키며 우측 발을 들어 올린다.

④ 바닥에 닿은 왼쪽 발의 엄지와 새끼발가락 및 뒤꿈치를 잇는 삼각형을 연상하고, 그 삼각형을 토대로 정수리까지 일직선으로 된 몸 중심선을 연상하며 그 중심선을 항상 지키도록 주의하면서 동작을 실행한다.

⑤ 발을 바꾸어 교대로 실시한다.

⑥ 좌우 각각 10회씩 총 20회를 실시한다.

⑦ 무릎을 뒤쪽으로 굽히면서 같은 방법으로 실행한다.

⊗ 효과

복근의 강화, 균형 감각의 증진, 고관절의 강화 효과가 있다.

29) 제기 차기

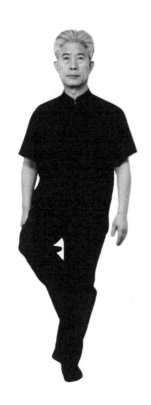

① 두 발은 골반 너비와 11자 모양, 정수리는 수직 위로, 척추는 머리를 따라 위쪽으로 길게 이완하여 세워진다는 생각으로 선다.

② 바로 선 자세를 유지하고 골반을 부드럽게 이완하며 하체의 근육을 활용한다는 생각으로 왼발과 오른발을 교대로 사용하여 제기

차기 동작을 한다.

③ 횟수는 각자의 몸 상태에 맞춰 하되, 힘들만 하면 멈춘다.

④ 이때, 동작을 하면서 상체가 앞으로 굽혀지지 않도록 얼굴은 항상 정면에 고정한다.

◈ 효과

허벅지와 엉덩이 근육, 고관절의 강화, 균형 감각 증진, 집중력 강화 효과가 있다.

30) 숨 쉬기

① 앞의 동작과 같이 바로 서기 자세를 한다.

② 두 손을 포개어 배꼽 아래 아랫배 위에 가볍게 올리면서 왼발을 편한 거리만큼 앞으로 내민다.

③ 체중이 왼발에 실리도록 몸통을 왼발 쪽으로 옮기며 허리(요추) 부위를 뒤쪽으로 천천히 둥글게 말아 반달 모양(C커브)으로 굽히 되, 절대 무리하지 않고 멈춰서 10초간 편하게 머물 수 있는 정도 로만 굽힌다.

④ 허리 부위를 뒤로 넘길 때 허리뼈(요추)가 꼬리부터 마디마디 위 로 늘어난다는 생각을 하며 긴장의 힘을 완전히 제거한다는 느낌 으로 실시한다.

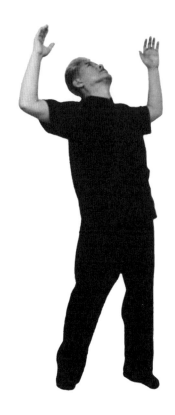

⑤ 허리 부위를 굽히며, 아랫배(단전)를 앞으로 부드럽게 내민다.

⑥ 양팔을 절대로 힘을 주며 길게 펴지 않도록, 팔꿈치를 90도 정도
로 굽혀서 양어깨보다 약간 낮은 정도로 올리고 긴장의 힘을 완전
히 빼 준다. 만일 팔에 힘을 주어 길게 펴면, 가슴에 긴장의 힘이
들어가서 숨이 막히고 아랫배까지 내려가는 깊은 호흡(심호흡)을
할 수 없게 되므로 주의해야 한다.

⑦ 고개는 목뼈(경추)에 조금이라도 무리가 가지 않는 범위 안에서
허리와 같이 반달 모양(C커브)으로 뒤로 젖힌다.

⑧ 온몸에 긴장된 곳이 조금이라도 남지 않도록 편한 자세에서 하늘을 바라보며 10초 정도 머문다.

⑨ 팔을 내리면서 체중을 뒷발로 옮기며 원상태로 돌아온 후, 물 흐르듯이 2회째를 실시한다.

⑩ 발을 바꾸어 오른발 쪽으로 2회 실시한다.

◈ 효과

깊은 심호흡을 통해서 심신의 이완과 안정을 돕는다. 허리와 목 부위의 척추를 C커브로 만들어 척추 건강에 도움이 된다.

2. 참장공

① 두 발을 골반 너비, 11자 모양으로 하고 선다.

② 두 뒤꿈치를 각각 30도 정도 바깥쪽으로 벌려 준다.

③ 무릎을 살짝 굽히며 아랫배가 듬직해짐을 느낀다.

④ 상체가 살짝 앞으로 굽어지는 느낌이 들도록 한다.

⑤ 아랫배가 듬직해지면 상체를 긴장시켰던 힘이 제거되어 홀가분해진다.

⑥ 무릎에 무리가 가지 않도록 절대로 많이 굽히지 않게 주의한다.

⑦ 초보자는 5분 정도 하고 하체를 부드럽게 풀어 준다. 숙달될수록 서 있는 시간을 차츰 늘려 가되, 절대 무릎에 무리가 가지 않도록

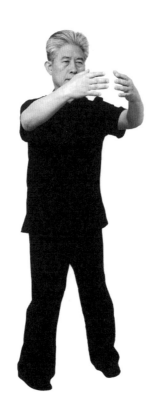

주의한다.

⑧ 동작을 마친 후에는 반드시 무릎을 풀어 준다.

◈ 효과

참장공을 하게 되면 긴장되고 상기되었던 상체의 에너지가 단전 부위로 내려오게 되어, 어깨를 비롯한 상체가 홀가분해지고 심리적으로도 안정된다. 신진대사의 증진으로 5분 정도만 하여도 손발에 기운이 들어가 따뜻해짐을 느낄 수 있다. 신체의 긴장이 해소되고 신진대사가 활발해지면서 몸과 마음의 건강이 전반적으로 좋아진다.

3. 눈동자 운동

1) 눈동자 좌우로 움직이기

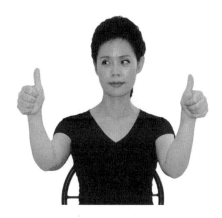

① 양쪽 주먹을 가볍게 쥐고 엄지손톱이 보이도록 얼굴 쪽으로 향하게 하여 눈높이로 올리되 양 주먹을 30㎝ 정도의 간격을 유지한다.

② 절대 고개는 돌리지 말고 눈동자만 좌우 엄지손톱에 초점을 맞추어 번갈아 보는 동작을 각각 5회 실시한다.

③ 두 손의 간격을 가장 많이 벌렸을 때의 반 정도 거리를 유지하고 위의 동작을 반복한다.

④ 양손을 볼 수 있는 범위 내에서 가장 먼 곳까지 벌리고 실시한다. 양손의 거리를 전체 3단계로 나누어 실시한다.

◈ 효과

눈동자 근육의 강화로 시력이 좋아진다.

2) 눈동자 상하로 움직이기

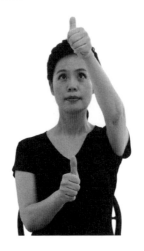

① 양손의 주먹을 가볍게 쥐고 엄지손톱이 보이도록 하며, 두 주먹 중 편한 쪽을 위로 하고, 다른 손을 아래로 하여 두 주먹 간의 거리를 30㎝ 정도로 유지한 채 얼굴 앞으로 가져간다.

② 얼굴을 고정한 채로 위쪽 엄지손톱과 아래쪽 엄지손톱에 교대로 초점을 맞추며 번갈아 보는 동작을 각각 5회 실시한다.

③ 1번 동작의 좌우로 움직이기와 같은 방식으로 두 주먹 간 거리를 3단계로 나누어 실시한다.

3) 원근에 초점 맞추기

① 우측이나 좌측 주먹의 검지(둘째 손가락)를 펴고, 검지 끝을 양 눈

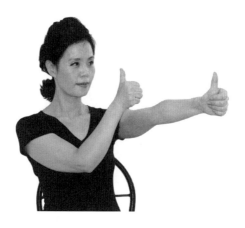

사이의 미간에 눈에 보일 정도까지 가까이 가져간 후 초점을 맞춰
바라본다.

② 검지 끝에 초점을 고정한 채로 검지를 정면을 향해 수평으로 천천
히 최대한 멀리 이동한다.

③ 검지를 먼 곳에서 처음 위치로 서서히 움직이며 바라본다.

④ 위의 동작을 3~4회 반복하되 눈에 통증이 발생하면 중단하고 쉬
었다 다시 실시한다.

4) 눈동자 원을 그리며 좌우로 돌리기

①우측이나 좌측 주먹의 검지(둘째 손가락)를 펴고, 검지 끝을 보기
에 편한 거리의 이마 앞으로 가져간다.

② 검지 끝으로 왼쪽으로 천천히 원을 그리며 바라본다.

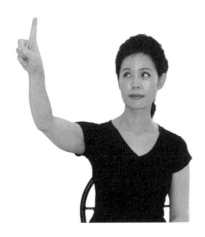

③ 원의 크기를 약간씩 크게 하며 바라본다.

④ 왼쪽을 3~4회, 오른쪽으로 3~4회 회전하며 바라본다.

⑤검지 끝으로 그리는 원의 중심이 콧날이 되도록 하여 원이 특정한 부분으로 처지지 않도록 유의한다.

4. 입 운동

① 입술을 둥글게 오므려 입을 부드럽게 닫는다.

② 왼쪽 뺨의 근육이 시원하게 이완될 정도로 입술을 오른쪽으로 당긴 후 10초간 머문다.

③ 같은 방식으로 입술을 왼쪽으로 당긴다.

④ 좌우로 각각 5회 반복 실시한다.

⑤입술을 둥글게 오므린 후, 왼쪽으로 천천히 원을 그리며 5회 회전

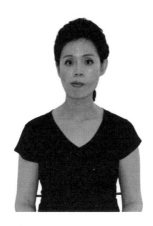

한다.

⑥ 같은 방식으로 오른쪽으로도 실시한다.

⑦ 양쪽 입꼬리가 귀 쪽으로 이끌려 간다는 생각으로 부드럽게 당긴다.

⑧ 입은 아래위로 크게 벌리지 않고, 윗니가 반달형으로 보일 정도로 미소 짓는 표정으로 입꼬리를 좌우상하로 올리고 10초간 머물기를 5회 이상 반복한다.

◈ 효과

입 주위의 얼굴 근육을 이완하고 강화한다. 입 운동을 통해 뇌운동이 되어 치매 예방 및 완화에 도움이 된다. 긴장으로 말하기 힘들 때에도 도움이 된다.

5. 원초적 움직임(에덴의 움직임)

① 평소의 자세로 편안하게 선다.

② 신체 전체를 '머리 → 목 → 어깨 → 척추 → 등과 배 → 허리 → 허벅지 → 무릎 → 종아리 → 발목 → 발바닥 → 발가락 → 위팔 → 팔꿈치 → 아래팔 → 손목 → 손바닥 → 손가락'의 차례대로 감각을 느껴 본다.

③ 부위별로 감각을 느끼는 중 움직이고자 하는 욕구가 생기는 곳에서는 움직이고 싶은 방식대로 움직이고 싶은 만큼 움직인다.

④ 막힌 수도관의 해당 부위를 뚫어 주듯, 긴장으로 인해 굳어진 근육을 원하는 만큼 풀어지도록 자연스럽게 움직여 준다.

⑤ 신체 겉 부분을 마치고 나면, 복부 속도 같은 방식으로 느껴보고 움직여 본다.

⑥ 부위별로 이완이 흡족하게 되었다고 생각이 들면, 순서와 무관하게 온몸 전체를 한 번에 느껴 보고 온전히 몸이 움직이고자 하는 대로 움직인다.

⑦ 이때, 일반 체조와 같이 좌우, 상하, 앞뒤와 같은 순서는 절대로 고려하지 않는다. 움직임, 속도, 강도, 시간, 부위 모두 몸이 원하는 대로 하는 것이 핵심이다.

⑧ 신체 내부의 이완이 만족할 만큼 이뤄지면, 신체 외부의 여러 사람을 생각하며 움직인다.

⑨ 자연의 모든 만물을 가까운 곳부터 우주의 별들까지 점점 범위를

확대하여 생각하며 움직인다.

⑩ 만물의 창조주를 생각하며 움직인다.

◈ 효과

몸과 마음의 깊고 얕은 모든 긴장을 풀어 주고, 몸의 원초적 움직임을 회복하여 통증을 없애고 부드럽고 자유로운 몸의 움직임을 회복해 준다. 마음에도 긴장이 사라지고 평화와 안정이 깃들게 된다.

6. 건강 걷기

① 두 발을 골반 너비와 11자 모습으로 선다.

② 정수리는 수직으로 상승하고, 머리는 하늘로 떠오르는 텅 빈 풍선이라고 상상하고, 척추는 머리에 매달린 실이라고 생각한다.

③ 엄지발가락과 무릎을 정면으로 향하게 하며 발을 내딛는다.

④ 양어깨는 양 귓불과의 거리가 가능한 멀어진다는 생각으로 아래로 내려놓되 인위적인 힘을 줄 필요는 없다.

⑤ 양어깨에 무거운 짐을 내려놓듯 긴장을 풀어 준다.

⑥ 발걸음이 이어질 때 팔은 저절로 흔들릴 수 있게 긴장이 없도록 한다. 그리고 자신의 몸을 스스로 힘을 들여 애를 쓰며 끌고 가듯이 걷지 않도록 주의한다.

⑦ 물 위의 배가 승객을 이동시키듯, 자신의 몸이 자신을 태우고 속

도를 조절하며 이동한다고 생각한다.

⑧ 체중이 제로가 되어 예수님처럼 물 위를 걷는다는 생각으로 홀가
분하게 걷는다.

7. 절 운동

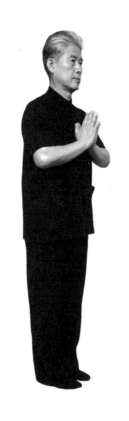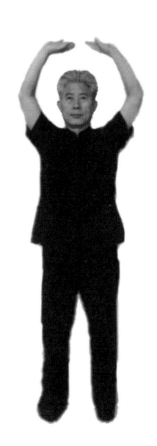

① 두 발을 서로 붙인 다음 두 손바닥을 합장하고 길게 선다.

② 두 팔을 부드럽게 견갑골을 돌린다는 생각으로 큰 원을 그리며

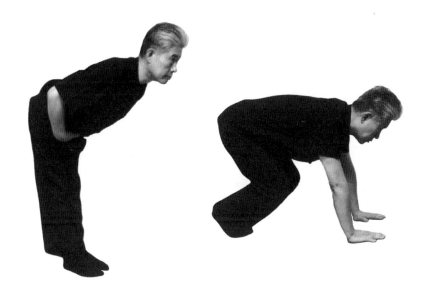

회전시켜 두 손바닥을 안쪽으로 향하게 하여 머리 위쪽으로 가져
간다.

③ 머리부터 꼬리뼈까지 척추 전체를 길게 늘리며 반듯하게 편다는
생각으로 두 손바닥을 몸통 쪽으로 향한 채로 아랫배 쪽으로 가져
간다.

④ 두 손바닥을 머리 위에서 아래쪽으로 가져가면서, 등은 부드럽고
편한 만큼 길게 펴면서 고관절을 중심으로 상체를 서서히 앞으로
굽히며, '발목 → 종아리 → 오금(무릎 뒤쪽) → 허벅지 → 엉덩이'
까지 다리 뒷면의 근육을 부드럽게 이완한다.

⑤ 상체를 앞으로 굽힐 때는 고개를 들어서 정면을 계속 바라본다.
상체는 절대로 척추가 굽어지지 않는 만큼 굽혀야 하며, 상체를
굽힌 상태에서 척추는 반듯하게 펴져 있어야 한다.

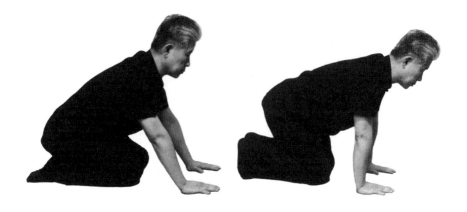

⑥ 상체를 반듯하게 편한 만큼 굽히고 나면, 두 무릎을 굽히며 동시에 두 손바닥으로 편한 너비와 거리만큼 바닥으로 천천히 내리며 바닥을 짚는다.

⑦ 두 무릎이 바닥에 닿으면 두 손바닥을 모아 합장을 하고 두 발목은 펴서 무릎부터 발가락까지 일직선이 되게 하고 앉는다.

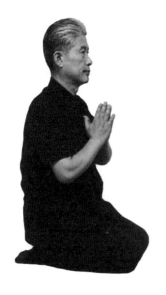

⑧ 앉은 상태에서는 정면을 바라보며, 꼬리뼈부터 정수리까지 일직선이 된다는 생각으로 반듯하고 길게 편다.

⑨ 두 손으로 적당한 거리의 바닥을 짚고 밀어내며 발가락을 세워 바닥을 딛는다.

⑩ 두 손바닥으로 바닥을 밀어 내며 일어서서 처음의 자세로 돌아
  간다.

◈ 효과

절은 성경에서 하나님과 윗사람 앞에서 행하는 장면으로 많이 나오는
동작이다. 상체의 긴장을 풀어 상체가 홀가분해지며 하체는 든든해진
다. 신체의 모든 근육을 사용하므로 전신 근육과 발목, 무릎, 고관절,
척추, 어깨 관절을 포함한 여러 관절 건강에 도움이 된다. 비만 해결에
탁월한 효과가 있으며, 당뇨와 고혈압에도 많은 도움이 된다. 전신의
신진대사가 활발해져 심신 건강에 전반적인 도움이 된다.

절 운동은 시작할 때는 1~30회 자신의 체력에 맞추어 실시하고, 체력
향상의 정도에 따라 10회씩 늘려 가되 굳이 100회를 목표로 할 필요는
없다. 일시적으로 체중 감량을 목표로 하는 경우가 아니라면 하루에 굳
이 100회 이상 할 필요가 없다. 지나친 것은 언제나 안 좋은 것이다.

7장

성경의 몸

이원론적 언어 구조와 사고에 익숙해져 있는 현대인들이 생
각하는 몸의 개념을 유추하는 데 도움이 된다고 보는 성경의
용어들을 조사하고 그 의미들을 살펴보고자 한다. 이에 따라
구약과 신약으로 나누어 관련된 용어들을 중심으로 조사할
것이다.

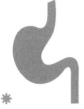

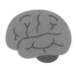

"또 여호와에게 가까이 하는 제사장들에게 그 몸을 성결히 하게 하라 나 여호와가 그들을 칠까 하노라"(출 19:22)

"나는 여호와 너희의 하나님이라 내가 거룩하니 너희도 몸을 구별하여 거룩하게 하고 땅에 기는 길짐승으로 말미암아 스스로 더럽히지 말라"(레 11:44)

"이스라엘 자손에게 전하여 그들에게 이르라 남자나 여자가 특별한 서원 곧 나실인의 서원을 하고 자기 몸을 구별하여 여호와께 드리려고 하면"(민 6:2)

"내 몸에 힘이 없어졌고 호흡이 남지 아니하였사오니 내 주의 이 종이 어찌 능히 내 주와 더불어 말씀할 수 있으리이까 하니"(단 10:17)

"여호와께서 천천의 숫양이나 만만의 강물 같은 기름을 기뻐하실까 내 허물을 위하여 내 맏아들을, 내 영혼의 죄로 말미암아 내 몸의 열매를 드릴까"(미 6:7)

1. 성경의 용어를 통해 본 몸

하이데거(Martin Heidegger)는 '언어는 존재의 집'이라고 하였고, 벤야민(Walter Benjamin)은 '모든 진리는 언어 속에서 제 집을 갖는다.'고 하였다. 이런 글에서 볼 수 있는 것처럼 우리 인간들의 생각은 언어를 사용함으로써 가능하게 되며 또한 언어의 틀을 벗어나지 못하며 어떤 면에서는 언어의 지배를 받는다고 할 수 있다.

그러나 다른 한편으로는 인간의 사고 형태가 언어에 영향을 준다는 것도 사실이다.[1] 그리고 이는 고대인들뿐만 아니라 현대인들에게도 모두 적용되는 법칙이다. 그러므로 고대인들과 현대인들 모두는 각자의 언어에 의해서 사고가 결정되며 또한 사고에 의해 언어가 형성되었다고 할 수 있다.

이를 전제로 하여 인간을 바라볼 때 몸과 정신, 몸과 영혼 등 두 가지 요소로 바라보는 이원론적 언어 구조와 사고에 익숙해진 현대인들의 사고방식으로 일원론적 사고를 하던 고대인들의 사고의 내용을[2] 이해하려 한다는 것은 고대인들의 사고를 왜곡할 우려가 있는 조심스런 작

---

1 이기상(2003: 93-94)은 언어가 지니고 있는 다양한 속성들을 다음과 같이 10가지로 요약하였다. ① 언어는 세계를 보는 눈이다. ② 언어는 민족을 묶는 근이다. ③ 언어는 사고방식을 형성해 주는 틀이다. ④ 언어는 의식의 밑바탕을 이루는 무의식이다. ⑤ 언어는 정서의 공감대이다. ⑥ 언어는 자주와 자율의 바탕이다. ⑦ 언어는 자유와 평등의 조건이다. ⑧ 언어는 학문(과학)을 위한 필수불가결한 전제이다. ⑨ 언어는 사람 사이의 다리이다. ⑩ 언어는 존재의 집이다.

2 고대인들의 사고가 모든 경우에 그렇다는 것은 아니며 그들이 일원론적 사고를 하는 경우를 가정해 보았을 때를 말하는 것이다.

업이라고 할 수 있다.

이와 같은 이유로 인해 인간의 몸도 마찬가지 문제를 갖게 된다고 할 수 있다. 현대인들이 "일상생활의 관행과 사고방식 그리고 과거나 오늘날 인간의 삶의 각 영역에서 사용되는 관용구 등에도 은연중 깊숙이 깔려 있는"(반 퍼슨, 1985: 25) 이원론의 관점으로 바라보는 몸은, 몸과 마음 혹은 정신이나 영혼 등 인간을 구성하는 양대 요소 중의 하나가 된다.

이렇게 보았을 때, 이원론적 사고로 본 현대인들의 몸의 개념을 일원론적인 관점으로 사고하던 고대인들에게서 찾고자 하는 것은 무의미한 일이 될 수도 있는 것이며, 때로는 고대인들의 사고 내용을 현대인들의 사고의 틀에 억지로 맞추는 우를 범할 수도 있다는 것이다.

성경에서 말하는 몸의 개념을 찾고자 하는 것도 마찬가지로 이해할 수 있다. 물론 몸·영혼·정신 등에 관한 반 퍼슨의 다음의 주장과 같이, 몸의 상위 개념인 인간을 놓고 보았을 때에도 관점에 따라 다양한 개념이 있을 수 있다.

"인간을 보는 시선, 즉 인간을 개인의 측면에서 보느냐 혹은 타자와의 관계에서 보느냐, 다른 동물과 물체와 같은 평면에 두고 보느냐 혹은 우월한 것으로 보느냐, 구체적인 세계나 신들의 영역과 분리된 존재로 보느냐 혹은 상관관계에서 보느냐에 따라 다르게 해석될 수 있다."(반 퍼슨, 1985: 11)

이에 따라 인간이 무엇이냐에 대한 대답도 한마디로 대답하기 거의 불가능할 정도로 어려운 것이라고 할 수 있다. 이렇게 인간에 대한 개념도 간단한 문제가 아닌 이유 등으로 인해 현대인들 사이에서조차도 몸에 대한 개념이 통일되지 못하고 매우 다양한 상태에 놓여 있는 실정이다.

예를 들어, 니체와 같이 "나는 몸이고 영혼이다."(빌헬름 니체, 2010: 86)라고 하여 몸을 곧 인간 자체라고 보는 경우가 있는가 하면, 이원론의 관점에서 몸을 단지 인간의 물리적 부분이라고 보는 대조적 관점도 있다. 그리고 몸을 정지된 상태로 보지 않고 한글 자음 ㄱ, ㄴ, ㄷ, ㄹ, ㅁ의 의미와 연관시켜 하늘과 땅을 모두 포함하는 존재로서 완성되어 가는 과정 속에 있는 인간 자체라고 보는 경우도 있다(이기상, 2003: 197).

이와 같이 동시대를 살아가고 있는 현대인들 사이에서조차도 몸에 대한 개념이 통일되지 않은 상황에서 성경이 쓰인 수천 년 전의 사람들이 몸에 대해 어떻게 생각했는가를 알아보려는 것은 무리한 시도가 될 수도 있을 것이다.

이러한 문제들이 있다는 점을 미리 밝히며, 여기서는 이원론적 언어 구조와 사고에 익숙해져 있는 현대인들이 생각하는 몸의 개념을 유추하는 데 도움이 된다고 보는 성경의 용어들을 조사하고 그 의미들을 살펴보고자 한다. 이에 따라 성경을 서로 다른 언어로 기록한 구약과 신약으로 나누어 관련된 용어들을 중심으로 조사할 것이다.

1) 구약성경의 예

구약성경에서 인간의 몸을 지칭하는 용어는 다음과 같이 11개가 있다.

(1) 베텐(בֶּטֶן)

성경에 72회 사용된 용어이며, 사람의 배(아7:3), 짐승의 배(욥40:16), 배의 내부(잠13:25, 18:20, 욥20:20, 전11:5, 겔3:3), 자궁(창25:23,24, 삿13:5,7), 어떤 것의 내부(욘2:3, 욥15:35), 기둥의 돌출부(왕상7:20) 등 다양한 의미로 사용된 용어인데, 특히 인간의 물리적 속성을 지닌 몸 전체를 지칭하는 의미로도 다음과 같이 세 차례 사용되었다(로고스, 2002: 122).

"네 몸(בֶּטֶן)의 자녀와 네 토지의 소산과 네 짐승의 새끼와 소와 양의 새끼가 복을 받을 것이며"(신28:4)

"우리의 영혼은 진토 속에 파묻히고 우리 몸(בֶּטֶן)은 땅에 붙었나이다"(시44:25)

"여호와께서 천천의 숫양이나 만만의 강물 같은 기름을 기뻐하실까 내 허물을 위하여 내 맏아들을, 내 영혼의 죄로 말미암아 내 몸(בֶּטֶן)의 열매를 드릴까"(미6:7)

(2) 게바(גֵּוָה)

성경에 단 1회 사용되었는데, 외모를 기준으로 본 사람 혹은 사람의 몸을 의미하는 것이다(디럭스 바이블, 2014). 이러한 용도는 이원론적 관점으로 보는 오늘날의 몸의 개념과 밀접한 것으로 보인다.

> "몸(גֵּוָה)에서 그의 화살을 빼낸즉 번쩍번쩍하는 촉이 그의 쓸 개에서 나오고 큰 두려움이 그에게 닥치느니라"(욥20:25)

(3) 게비야(גְּוִיָּה)

성경에 11회 사용되었으며, 사람을 포함한 살아 있는 생물의 몸(창 47:18, 겔1:11,23, 단10:6)과(디럭스 바이블, 2014), 사람 및 짐승의 시체(사람: 삼상31:10,12, 나3:3, 짐승과 야수: 삿14:8,9)를 의미하는 것으로 사용되었다(로고스, 2002: 178). 사람의 몸을 의미한 용례들은 다음과 같다.

> "그 해가 다 가고 새 해가 되매 무리가 요셉에게 와서 그에게 말하되 우리가 주께 숨기지 아니하나이다 우리의 돈이 다하였고 우리의 가축 떼가 주께로 돌아갔사오니 주께 낼 것이 아무것도 남지 아니하고 우리의 몸(גְּוִיָּה)과 토지뿐이라"(창47:18)

> "그 얼굴은 그러하며 그 날개는 들어 펴서 각기 둘씩 서로 연하였고 또 둘은 몸(גְּוִיָּה)을 가렸으며, 그 궁창 밑에 생물들의 날

개가 서로 향하여 펴 있는데 이 생물은 두 날개로 몸을 가렸고 저 생물도 두 날개로 몸(גְּוִיָּה)을 가렸더라"(겔1:11, 23).

"또 그의 몸(גְּוִיָּה)은 황옥 같고 그의 얼굴은 번갯빛 같고 그의 눈은 횃불 같고 그의 팔과 발은 빛난 놋과 같고 그의 말소리는 무리의 소리와 같더라"(단10:6)

(4) 게쉠(גֶּשֶׁם)

구약성경의 다니엘서에만 5회 사용된 아람어로서, 오직 인간의 살아 있는 몸이나 시체를 의미하는 용도로 사용되었으며 구체적인 용례들은 다음과 같다. 또한 이 용어는 아래의 예들에서 보이는 바와 같이 물리적인 몸을 의미하는 것으로 나타나고 있다.

"총독과 지사와 행정관과 왕의 모사들이 모여 이 사람들을 본즉 불이 능히 그들의 몸(גֶּשֶׁם)을 해하지 못하였고 머리털도 그을리지 아니하였고 겉옷 빛도 변하지 아니하였고 불 탄 냄새도 없었더라 느부갓네살이 말하여 이르되 사드락과 메삭과 아벳느고의 하나님을 찬송할지로다 그가 그의 천사를 보내사 자기를 의뢰하고 그들의 몸(גֶּשֶׁם)을 바쳐 왕의 명령을 거역하고 그 하나님 밖에는 다른 신을 섬기지 아니하며 그에게 절하지 아니한 종들을 구원하셨도다"(단3:27, 28)

"바로 그 때에 이 일이 나 느부갓네살에게 응하므로 내가 사람에게 쫓겨나서 소처럼 풀을 먹으며 몸(נְשַׁם)이 하늘 이슬에 젖고 머리털이 독수리 털과 같이 자랐고 손톱은 새 발톱과 같이 되었더라"(단4:33)

"사람 중에서 쫓겨나서 그의 마음이 들짐승의 마음과 같았고 또 들나귀와 함께 살며 또 소처럼 풀을 먹으며 그의 몸(נְשַׁם)이 하늘 이슬에 젖었으며 지극히 높으신 하나님이 사람 나라를 다스리시며 자기의 뜻대로 누구든지 그 자리에 세우시는 줄을 알기에 이르렀나이다"(단5:21)

"그 때에 내가 작은 뿔이 말하는 큰 목소리로 말미암아 주목하여 보는 사이에 짐승이 죽임을 당하고 그의 시체(נְשַׁם)가 상한 바 되어 타오르는 불에 던져졌으며"(단7:11)

(5) 메에(מֵעֶה)

성경에 총 30회 사용되었으며, 장이나 내장(창15:4, 25:23, 삼하7:12, 16:11), 배, 복부, 자궁, 태(창25:23, 룻1:11, 시7:6, 사49:1), 가슴, 마음, 심장, 영혼, 정신(욥30:27, 시40:9, 아5:4, 사16:11, 애1:20) 등 다양한 의미로 사용되었다(로고스, 2002: 557). 특히 모든 경우에 "네 몸에서 날 자"라는 표현을 사용함으로써 물리적인 몸을 나타내는 의미로 다음과 같이 3회 사용되었다.

"여호와의 말씀이 그에게 임하여 이르시되 그 사람이 네 상속
자가 아니라 네 몸(מֵעֶה)에서 날 자가 네 상속자가 되리라 하시
고"(창15:4)

"네 수한이 차서 네 조상들과 함께 누울 때에 내가 네 몸
(מֵעֶה)에서 날 네 씨를 네 뒤에 세워 그의 나라를 견고하게 하리
라"(삼하7:12)

"손은 황옥을 물린 황금 노리개 같고 몸(מֵעֶה)은 아로새긴 상
아에 청옥을 입힌 듯하구나"(아5:14)

(6) 에쩸(עֶצֶם)

성경에 총 108회 사용되었으며(디럭스 바이블, 2014), 뼈(창2:23, 삼
상31:13, 겔24:5), 해골(창50:25, 출13:19, 시141:7), 골육(창29:14, 삼하
5:1, 19:13), 골절(욥4:14), 기골(욥20:11), 기운(욥21:23), 골수(욥21:24,
잠3:8, 렘20:9), 백골(겔32:27) 등의 명사 및 동일하다(창7:13, 출12:17,
레23:21) 또는 같다(출12:51) 등의 형용사로도 사용되었다(로고스,
2002: 759). 특히 신체 일부분뿐만 아니라 몸이나 몸체 등 몸 전체를 나
타내는 의미로도 다음과 같이 사용되었다.

"전에는 존귀한 자들의 몸(עֶצֶם)이 눈보다 깨끗하고 젖보다
희며 산호들보다 붉어 그들의 윤택함이 갈아서 빛낸 청옥 같더

(7) 오쳄(עֶצֶם)

성경에 총 3회 사용되었으며, 힘(신8:17, 욥31:21,2), 재물(신8:17) 등의 의미로 사용되었을 뿐만 아니라(로고스, 2002: 759), 다음과 같이 가시적인 몸을 나타내는 의미로도 사용되었다.

> §　　“내가 은밀한 데서 지음을 받고 땅의 깊은 곳에서 기이하게
> §　　지음을 받은 때에 나의 형체(עֶצֶם)가 주의 앞에 숨겨지지 못하였
> §　　나이다”(시139:15)

여기서는 몸이 아니라 형체라는 말로 번역되었고, 영어 성경에서는 'substance'(KJV, KJVS, NASV, NRSV) 혹은 'frame'(NKJV, NIV) 등으로 번역되어 몸과 무관한 것으로 해석할 수 있으나, DBY 영어 성경에서는 몸의 일부를 나타내는 뼈들(bones)로 번역한 것과 같이 전체적인 문맥을 고려했을 때 몸을 의미하는 것이라고 보아도 무방하다. 또한 실제적으로 디럭스 바이블에서는 몸의 의미로도 번역하고 있다.

(8) 쉐에르(שְׁאֵר)

성경에 총 16회 사용되었으며, 신선함(시73:26, 78:20,27, 렘51:35), 혈육, 친척(레18:6, 12:13, 25:49), 살(미3:2,3), 동침하다(시21:10), 가까이하다(레18:6) 등의 의미로 사용되었다. 또한 한글성경에서는 다음과

같이 육체나 몸으로 번역하여 사용되기도 하였다(로고스, 2002: 937).

"내 육체(שְׁאֵר)와 마음은 쇠잔하나 하나님은 내 마음의 반석이 시요 영원한 분깃이시라"(시73:26).

"두렵건대 마지막에 이르러 네 몸(שְׁאֵר), 네 육체(שְׁאֵר)가 쇠패할 때에 네가 한탄하여"(잠5:11)

"인자한 자는 자기의 영혼을 이롭게 하고 잔인한 자는 자기의 몸(שְׁאֵר)을 해롭게 하느니라"(잠11:17)

"나와 내 육체(שְׁאֵר)에 대한 잔학이 바벨론에 돌아가기를 원한다고 시온 거민이 말할 것이요 내 피 흘린 죄가 갈대아 거민에게로 돌아가기를 원한다고 예루살렘이 말하리라"(렘51:35)

(9) 쇼르(שֹׁר)

성경에는 배꼽 줄(겔16:4) 외에, "이것이 네 몸(שֹׁר)에 양약이 되어 네 골수로 윤택하게 하리라"(잠3:8)에서 '몸'으로 사용된 것과 같이 단두 차례 사용되었다.

(10) 바사르(בָּשָׂר)

성경에 273회나 사용될 정도로 사용 빈도가 높은 용어이며 동물에게도 104회나 사용되었다(볼프, 1976: 57). 이 용어는, 살아 있는 사람이나 짐승의 몸의 살(창41:2,19, 욥33:21,25), 가축의 식용 살코기(출16:12, 레7:19, 민11:4,13), 모든 생물(창6:13,17,19, 7:15,16,21), 혈기(창9:15, 욥34:15), 양피(창17:14, 레12:3), 골육(창29:14, 사58:7), 하체(레6:10), 전부(사10:18) 등과 같이 인체의 특정 부위를 포함한 다양한 의미들을 지니고 있다.

또한 이외에도 모든 사람이나 인류(창6:12, 시65:3, 145:21, 사40:5,6) 그리고 인체의 전체를 나타내는 경우에도 사용되었다. 인간 자체와 몸 전체를 나타내는 사례들을 살펴보면 다음과 같다(로고스, 2002: 161).

"하나님이 땅을 보시니, 썩어 있었다. 살과 피를 지니고 땅 위에서 사는 모든 사람(בשׂר)들의 삶이 속속들이 썩어 있었다"(표준새번역, 창6:12)

"당신은 우리의 기도를 들어주십니다. 사람(בשׂר)이면 누구나 당신께 나아가 죄로써 이룬 일 털어놓으리니"(공동번역개정, 시65:3)

"나는 이 입으로 야훼를 찬양하리라. 모든 사람(בשׂר)들아, 그 거룩한 이름 영원토록 찬양하여라. 이제부터 영원토록"(공동번역개정, 시145:21)

"이러므로 남자가 부모를 떠나 그 아내와 연합하여 둘이 한 몸(בשר)을 이룰지로다"(한글개역성경, 창2:24)

"여호와께서 가라사대 나의 신이 영원히 사람과 함께하지 아니하리니 이는 그들이 육체(בשר)가 됨이라 그러나 그들의 날은 일백 이십 년이 되리라 하시니라"(한글개역성경, 창 6:3)

(11) 네페쉬(נפש)

네페쉬는 성경에서 683회나 사용되어 '바사르'보다 사용 빈도도 높을 뿐만 아니라 의미도 매우 다양하고 구약성경에서 몸을 비롯한 인간의 전반적인 면의 속성을 나타내는 데 가장 많이 사용된 용어이다.

이 용어가 담고 있는 의미들을 살펴보면, 호흡(욥41:13), 생기(창1:20,30), 향내(잠27:9), 영혼(창9:4,5), 생명과 생명의 본원(창12:13), 감정이나 느낌 그리고 다양한 감성의 처소로서의 마음(창27:4,25), 의지(창23:8), 이해력이나 지력(시139:4, 잠19:2), 동물과 생물(수10:28, 30, 32, 35, 창1:24), 생령(창2:7), 사람(레4:2), 몸(레21:11), 영혼(삿5:21), 죽음(삿9:17), 왕(삼상17:56), 성품(왕하23:25), 기운(욥11:20), 소원(잠11:23), 탐식자(잠23:2), 식욕(전6:7), 욕망(사5:14), 성욕(렘2:24) 혈족(출1:5) 등 인간과 관련하여 다양하게 나타난다. 이들 중 영혼과 몸 그리고 인간을 의미하는 용례들을 살펴보면 다음과 같다.

"기손강은 그 무리를 표류시켰으니 이 기손강은 옛강이라 내

§ 영혼(נֶפֶשׁ)아 네가 힘 있는 자를 밟았도다"(삿5:21)

§ "아브람이 그 아내 사래와 조카 롯과 하란에서 모은 모든 소유와 얻은 사람(נֶפֶשׁ)들을 이끌고 가나안 땅으로 가려고 떠나서 마침내 가나안 땅에 들어갔더라"(창12:5)

2) 신약성경의 예

신약성경에서 인간의 몸을 지칭하는 용어는 다음과 같이 3개가 있다.

(1) 사릌스(σάρξ)

성경에 126회(디럭스 바이블, 2014)로 비교적 많이 사용되었으며 인간과 동물의 뼈를 덮고 있는 것으로서의 살(눅24:39)과 몸 혹은 육체(마19:5, 고전15:39) 등 인체를 의미하고 있다. 특히 바울의 경우에는 인간에게서 죄성을 의미하는 것으로 사용되기도 하였다(로고스, 2009: 531). 그 사용례들은 사릌스가 몸의 일부, 몸 전체, 인간의 외적이고 가시적인 모습, 인간 자체 등을 의미함을 보여 주고 있다.

§ "내 손과 발을 보고 나인 줄 알라 또 나를 만져 보라 영은 살(σάρξ)과 뼈가 없으되 너희 보는 바와 같이 나는 있느니라"(눅24:39)

"대저 표면적 유대인이 유대인이 아니요 표면적 육신($\sigma\acute{\alpha}\rho\xi$)의 할례가 할례가 아니라"(롬2:28).

"이는 아무 육체($\sigma\acute{\alpha}\rho\xi$)라도 하나님 앞에서 자랑하지 못하게 하려 하심이라"(고전1:29)

사륵스가 의미하는 인간은 다음의 용례들에서 보는 바와 같이 하나님과 대조되는 인간으로서 연약함을 나타낸다. 또 죽을 수밖에 없는 운명과 죄를 짓는 특성을 지닌 존재로서의 인간을 의미하기도 한다.

"우리가 육체($\sigma\acute{\alpha}\rho\xi$)에 있어 행하나 육체($\sigma\acute{\alpha}\rho\xi$)대로 싸우지 아니하노니 우리의 싸우는 병기는 육체($\sigma\acute{\alpha}\rho\xi$)에 속한 것이 아니요 오직 하나님 앞에서 견고한 진을 파하는 강력이라"(고후10:3-4)

"형제들아 내가 이것을 말하노니 혈과 육($\sigma\acute{\alpha}\rho\xi$)은 하나님 나라를 유업으로 받을 수 없고 또한 썩은 것은 썩지 아니한 것을 유업으로 받지 못하느니라"(고전15:50)

"너희가 아직도 육신($\sigma\acute{\alpha}\rho\xi$)에 속한 자로다 너희 가운데 시기와 분쟁이 있으니 어찌 육신($\sigma\acute{\alpha}\rho\xi$)에 속하여 사람을 따라 행함이 아니리요"(고전3:3)

위의 인용문들 중 '고후10:3-4'의 '육체에 속한 것'이란 하나님의 강력한 능력에 대비된 연약한 인간을 의미한다. '고전15:50'에서 육을 '썩은 것'이라는 말은 유한한 수명을 지닌 인간을 의미한다. '고전3:3'에서 '육신에 속하여'라는 것은 육신 자체가 악하다는 것이 아니라, 하나님을 따르지 않고 연약하고 죽을 수밖에 없는 유한한 인간을 따르는 경우를 의미한다.

(2) 소마(σῶμα)

성경에 120회 사용되었으며, 사람 혹은 동물의 시체(마14:12, 27:52, 58, 59, 막15:43, 45)나 살아 있는 몸(마5:29, 6:22, 막5:29, 눅11:34, 요 2:21), 복수로 종이나 노예들(계18:13), 그림자를 만드는 실재, 사물, 자체(골2:17), 그리스도의 공동체, 교회(롬12:5, 고전10:17) 등을 의미하는 것이다. 그런데 소마는 단순히 몸을 의미할 뿐 아니라 인간 자체를 의미하기도 하였다. 아래의 용례들 중 특히 고린도전서의 예는 영혼과 구분된 것으로서의 몸이 아니라 인간 자체를 의미하는 것으로 사용되고 있다.

"만일 네 오른 눈이 너로 실족케 하거든 빼어 내버리라 네 백체 중 하나가 없어지고 온몸(σῶμα)이 지옥에 던지우지 않는 것이 유익하며"(마5:29)

"그러나 예수는 성전 된 자기 육체(σῶμα)를 가리켜 말씀하신

것이라"(요2:21)

"너희 몸(σῶμα)은 너희가 하나님께로부터 받은바 너희 가운데 계신 성령의 전인 줄을 알지 못하느냐 너희는 너희의 것이 아니라 값으로 산 것이 되었으니 그런즉 너희 몸(σῶμα)으로 하나님께 영광을 돌리라"(고전6:19-20)

"그러므로 형제들아 내가 하나님의 모든 자비하심으로 너희를 권하노니 너희 몸(σῶμα)을 하나님이 기뻐하시는 거룩한 산 제물로 드리라 이는 너희가 드릴 영적 예배니라 나의 간절한 기대와 소망을 따라 아무 일에든지 부끄러워하지 아니하고 지금도 전과 같이 온전히 담대하여 살든지 죽든지 내 몸(σῶμα)에서 그리스도가 존귀하게 되게 하려 하나니"(빌1:20)

"그러므로 형제들아 내가 하나님의 모든 자비하심으로 너희를 권하노니 너희 몸(σῶμα)을 하나님이 기뻐하시는 거룩한 산 제물로 드리라 이는 너희가 드릴 영적 예배니라"(롬12:1)

소마는 외적이고 가시적인 몸을 지닌 인간을 의미한다는 점에서는 사륵스와 같은 공통점을 지니고 있다. 그러나 소마가 의미하는 인간은 사륵스가 의미하는 인간과 질적인 차이를 갖는다. 사륵스가 의미하는 인간은 연약하고, 죽을 운명이고, 죄악된 성향을 지닌 부정적인 모습의 인간이다. 그러나 소마는 위의 인용문들에서 보는 바와 같이 예수 자신의 몸이나 하나님을 지향하는 신앙적으로 긍정적인 모습으로서의 인간을 의미하는 경우에 주로 사용되었다.

(3) 크로스(χρώς)

사도행전 19:12에 단 한 차례 사용되었으며 몸과 피부의 두 가지 의미를 지니고 있다(디럭스 바이블, 2014). 몸으로 사용된 예는 다음과 같다.

> "심지어 사람들이 바울의 몸(χρώς)에서 손수건이나 앞치마를 가져다가 병든 사람에게 얹으면 그 병이 떠나고 악귀도 나가더라"(행19:12)

2. 신체 부위와 신체적 움직임을 중심으로 본 몸

성경에서 인간의 신체 각 부위를 지칭하는 데 사용된 용어는 약 140여 개가 될 정도로 다양하며, 또한 신체 각 부위별로 다양한 의미와 상징을 부여하고 있다. 움직임을 나타내는 용어는 문자언어로는 충분히 담아내기 힘든 내용들을 표현하는 수단으로 사용되기도 하였다.

이는 성경에서 인간의 몸을 배척해야 할 악의 근원이 아니라 하나님이 귀한 것으로 인정하며 또한 소중하게 사용하고 있는 것임을 나타내는 증거라고 할 수 있다. 여기서는 성경에서 지칭된 신체의 부위와 여러 가지 움직임 중 주요 의미를 담고 있는 것들을 지칭하는 용어를 중심으로 그 의미를 살펴보겠다.

1) 신체 부위를 중심으로 본 몸

(1) 머리 부분

① 귀(אֹזֶן, 오젠 / οὖς, 우스)

㉠ 귀는 인간이 하나님의 음성을 듣는 기관이다

하나님은 영적인 존재이므로(요4:24) 하나님의 육성을 생각할 수 없으나 실제로 하나님은 아담과 하와(창1:16) 그리고 아브라함(창12:1) 등 구약의 많은 사람들에게 직접 음성을 들려주셨다.

신약에 들어서 예수님께서 세례를 받으시던 때에도 "하늘로서 소리가 있어 말씀하시되 이는 내 사랑하는 아들이요 내 기뻐하는 자라 하시니라"(마3:17)는 음성을 들려주셨는데, 그때 사람들은 육신의 귀를 통해 직접 하나님의 음성을 들을 수 있었다. 예수님이 복음을 전파할 때 그 복음을 받아들이게 되는 가장 중요한 통로도 바로 인간의 귀였다.

그리하여 성경에서는 "귀 있는 자는 성령이 교회들에게 하시는 말씀을 들을지어다"(계2:11, 2:29, 3:6, 3:13, 3:22)라는 비유적 표현을 반복하여 사용하고 있다. 귀는 하나님의 음성을 직접 들을 때뿐만 아니라 성경이나 설교 등을 통해 간접적으로 하나님의 말씀을 받아들이는 경우에도 사용되는 기관으로 나타나고 있다(출17:14).

또한 "그때에 소경의 눈이 밝을 것이며 귀머거리의 귀가 열릴 것이며"(사35:5)라고 하여 귀로 들을 수 있게 되는 것이 복된 일이라는 것을 나타내고 있는데, 이는 곧 귀가 하나님의 음성을 듣는 복된 기관이라는 것을 의미한다.

ⓛ 귀는 하나님이 인간의 음성을 듣는 기관이다

하나님은 실제로 인간과 같이 육신의 귀가 없으나 하나님이 인간의 말을 들으실 때 귀를 사용한다고 은유적으로 사용하였다.

그리하여 인간들이 하나님께 기도할 때에도 "여호와여 귀를 기울여 들으소서"(왕하19:16)라고 하든가 혹은 "여호와의 말씀에 내 삶을 두고 맹세하노라 너의 말이 내 귀에 들린 대로 내가 행하리니"(민14:28)라고 하여 인간의 음성을 듣는 기관으로서 하나님의 귀를 사용하였다. 곧 귀는 인간과 하나님 사이의 소통의 도구가 되는 중요한 기관인 것이다.

ⓒ 귀는 종의 표시를 하는 기관이다

구약에서는 "송곳을 취하여 그의 귀를 문에 대고 뚫으라 그리하면 그가 영영히 네 종이 되리라"(15:17)라고 하여 종의 귀에 구멍을 뚫음으로써 종의 신분을 표시하였다. 왜 귀에 구멍을 내는 것으로 종의 표시를 했는지는 분명하지 않으나, 남의 눈에 잘 보일 뿐만 아니라 하나님과 소통하는 중요한 기관으로서의 귀에 낙인을 찍은 것으로 추정해 볼 수 있겠다.

ⓔ 귀는 몸을 아름답게 꾸미는 기관이다

귀고리는 창세기 시대부터(창35:4) 오늘날까지 장신구로 사용되고 있다. 이것은 귀가 종의 표시를 하는 부정적 의미로서뿐만 아니라, "코고리를 코에 달고 귀고리를 귀에 달고 화려한 면류관을 머리에 씌웠나니"(겔16:12)라고 한 것처럼 동시에 몸을 아름답게 꾸미는 긍정적 의미로도 사용되는 기관임을 보여 주는 것이다.

② 눈(ןִיַע, 아인 / ὄμμα, 옴마)

성경에 '눈'에 해당되는 용어는 868회 사용되었을 정도로 사용 빈도가 높으며(Shore, & Staubli, 2001: 15) 다음과 같은 다양한 의미와 용도를 갖고 있다.

㉠ 눈은 몸의 등불이다

등불이 방향과 목적지를 알려 주는 기능을 가진 것처럼 눈이 몸의 등불이라고 한 것은 눈을 통해 봄으로써 몸이 갈 곳을 찾게 된다는 점에서 그만큼 눈이 중요한 기관임을 나타내는 것이다. 여기서 눈은 육체적인 것뿐만 아니라 마음의 눈도 나타내며, 삶의 방향을 안내하고 결정하는 중요한 기관임을 나타낸다(강병도, 1999:1-274).

예를 들어 '견물생심'이라는 말이 보는 것에 마음이 끌리고 행동으로 나가게 됨을 의미하는 것처럼, 눈으로 무엇을 보느냐에 따라 삶의 내용도 달라질 수 있다는 것이다. 그리하여 성경에서는, "눈은 몸의 등불이니 그러므로 네 눈이 성하면 온몸이 밝을 것이요 눈이 나쁘면 온몸이 어두울 것이니 그러므로 네게 있는 빛이 어두우면 그 어두움이 얼마나 하겠느뇨"(마6:22)라고 하여 눈은 온몸, 달리 말하며 한 인간의 삶을 인도하는 등불임을 말해 주고 있다.

ⓛ 눈은 욕망과 죄를 초래하는 기관이다

눈은 외부를 인식하는 중요한 감각 기관으로서[3] 온몸에 유익을 줄 수도 있으나(마6:22) 동시에 물욕을 일으켜 죄를 짓게도 만드는 부정적 기능도 갖고 있다. 그리하여 예수는, "만일 네 눈이 너를 범죄케 하거든 빼어 버리라 한 눈으로 영생에 들어가는 것이 두 눈을 가지고 지옥불에 던지우는 것보다 나으니라"(마18:9)고 경고하였다.

실제로 하와는 하나님의 명령을 어기고 뱀의 유혹에 넘어가 보아서는 안 될 것을 눈을 통해 보고 그 열매를 따 먹음으로써 인류 최초의 무서운 죄를 짓게 되었다. 이후에 이스라엘의 위대한 왕이었던 다윗도 한 여인이 목욕을 하는 것을 보고 유혹에 빠져 무서운 죄를 짓게 되었던 것이다.

"그 나무를 본즉 먹음직도 하고 보암직도 하고 지혜롭게 할 만큼 탐스럽기도 한 나무인지라 여자가 그 실과를 따먹고 자기와 함께한 남편에게도 주매 그도 먹은지라 이에 그들의 눈이 밝아 자기들의 몸이 벗은 줄을 알고 무화과나무 잎을 엮어 치마를

---

3 학자들에 따라서 차이는 있으나 사람은 외부 정보량의 약 70퍼센트 정도를 눈을 통해서 받아들인다고 보고 있다.

하였더라"(창3:6-7)

"저녁때에 다윗이 그의 침상에서 일어나 왕궁 옥상에서 거닐다가 그곳에서 보니 한 여인이 목욕을 하는데 심히 아름다워 보이는지라 다윗이 사람을 보내 그 여인을 알아보게 하였더니 그가 아뢰되 그는 엘리암의 딸이요 헷 사람 우리아의 아내 밧세바가 아니니이까 하니 다윗이 전령을 보내어 그 여자를 자기에게로 데려오게 하고 그 여자가 그 부정함을 깨끗하게 하였으므로 더불어 동침하매 그 여자가 자기 집으로 돌아가니라"(삼하 11:2)

ⓒ 눈은 하나님을 만나는 통로가 되는 기관이다

눈은 물질적 존재를 보는 기관일 뿐 아니라 영적 존재인 하나님을 보는 기관으로도 은유적으로 사용되었다. 그리하여 욥은 "내가 주께 대하여 귀로 듣기만 하였사오나 이제는 눈으로 주를 뵈옵나이다"(욥42:5)라고 하였다.

다윗도 "내 눈이 항상 여호와를 바라봄은 내 발을 그물에서 벗어나게 하실 것임이로다"(시25:15)라고 하였다. 이것들은 영적 존재인 하나님을 실제 시각적으로 본다는 것이 아니라 영적으로 만나는 것을 의미하지만, 눈의 중요성을 강조하여 실제로 눈으로 보는 것이라고 비유한 것이다.

신약에 들어서는 영적 존재인 하나님이 인간의 몸을 입고 이 땅에 온

기적의 모습을 인간은 눈을 통해 보았으며(마2:11), 예수님의 3가지 핵심 사역의 장면인 십자가에 매달린 몸과(눅23:35) 부활의 몸(눅24:39) 그리고 승천하는 몸도(행1:9) 인간이 눈을 통해 봄으로써 하나님과의 영적인 관계를 가질 수 있었다.

ⓔ 눈은 심성과 심리 상태를 나타내는 기관이다

성경에는 눈으로써 심성과 심리 상태를 묘사하는 경우가 많다. "선한 눈을 가진 자는 복을 받으리니 이는 양식을 가난한 자에게 줌이니라"(잠22:9)라고 하여 눈으로 선한 심성을 나타냈다.

반대로 "악한 눈이 있는 자는 재물을 얻기에만 급하고 빈궁이 자기에게로 임할 줄을 알지 못하느니라"(잠28:22)라고 하여 눈을 통해 악한 심성을 나타내었다.

그리고 "주께서 곤고한 백성은 구원하시고 교만한 눈은 낮추시리이다"(시18:27)라고 하여 교만한 심성을, "내 눈은 근심 때문에 어두워지고 나의 온 지체는 그림자 같구나"(욥17:7)라고 하여 근심하는 심리 상태를 나타내었다.

또한 "그는 진노하사 나를 찢고 군박하시며 나를 향하여 이를 갈고 대적이 되어 뾰족한 눈으로 나를 보시고"(욥16:9)라고 하여 날카로운 심리 상태를 나타내는 등 눈은 인간의 심성과 심리의 다양한 상태를 나타내는 기관으로 사용되었다.

ⓜ 눈은 건강 상태를 나타내는 기관이다

눈은 건강의 지표로도 사용되었다. "모세는 죽을 때 나이 백이십 세였으나 그의 눈이 흐리지 아니하였고 기력이 쇠하지 아니하였더라"(신34:7)라고 하였다. 여기서 '눈이 흐리지 아니하였고'는 '기력이 쇠하지 아니하였더라'와 병행되는 구절인데, '눈이 흐리지 아니하다'는 것은 곧 '기력이 충분하다'는 것으로서 모세가 120세라는 죽게 될 나이에도 건강하였음을 의미한다.

이와 같은 관점에서 볼 때 "여호와여 내가 고통 중에 있사오니 내게 은혜를 베푸소서 내가 근심 때문에 눈과 영혼과 몸이 쇠하였나이다"(시31:9)라는 구절에서 눈이 쇠하였다는 것은 바로 건강이 좋지 않은 상태를 의미하는 것이라고 할 수 있다. 곧 눈은 건강의 좋고 나쁨을 나타내는 기관으로 사용된 것이다.

ⓑ 눈은 복과 저주의 대상이다

눈은 이상에서 보는 바와 같이 인간에게 매우 중요한 기관이므로 하나님은 이 눈을 통하여 복과 저주를 내리신다. 하나님은 "소경의 눈을 여시는"(시146:8) 복을 주시는가 하면, "나의 언약을 배반할진대 내가 이같이 너희에게 행하리니 곧 내가 너희에게 놀라운 재앙을 내려 폐병과 열병으로 눈이 어둡고 생명이 쇠약하게 할 것이요"(레26:15-16)라고 하여 죄지은 자의 눈을 멀게 하는 저주도 내리신다는 것이다.

ⓢ 눈은 하나님이 인간을 만나는 기관이다

성경에서는 하나님이 눈을 통하여 인간과 다양한 만남을 갖는 것을 은유적으로 묘사하고 있다. 구체적인 사례를 보면, "여호와의 눈은 온 땅을 두루 감찰하사 전심으로 자기에게 향하는 자를 위하여 능력을 베푸시"(대하16:9)는 축복의 만남, "너희가 손을 펼 때에 내가 눈을 가리우"(사1:15)는 진노의 만남, "여호와께서 그 성전에 계시니 여호와의 보좌는 하늘에 있음이여 그 눈이 인생을 통촉하시고 그 안목이 저희를 감찰하시는"(시11:4) 보살핌의 만남, "여호와의 말씀이 내가 네 기도를 들었고 네 눈물을 보았노라 내가 너를 낫게 하리니"(왕하20:5)라는 치유를 위한 만남 등 하나님은 인간과의 다양한 만남의 관계를 눈을 통하여 이뤄 가고 있다는 것을 보여 주고 있다.

③ 머리(רֹאשׁ, 로쉬 / κεφαλή, 케팔레)

㉠ 머리는 으뜸을 상징하는 기관이다

머리에 해당되는 히브리어 단어 '로쉬(רֹאשׁ)'는 기본적으로 인간과 동물의 신체 중 가장 윗부분을 가리키는 용어이다(박근용 외, 1986: 1권-1098). 이러한 의미에서 이것은 인간과 동물의 가장 중요한 부분, 즉 각 개체를 통솔하는 수장을 지칭하는 것이 되기도 한다.

사도 바울이 "나는 너희가 알기를 원하노니 각 남자의 머리는 그리스도요 여자의 머리는 남자요 그리스도의 머리는 하나님이시라"(고전11:3)라고 한 것은 이러한 의미를 밝혀 주는 것이다.

이외에도 "여호와께서 너로 머리가 되고 꼬리가 되지 않게 하시며 위에만 있고 아래에 있지 않게 하시리니"(신2:13)라고 하여 누군가를 수장, 곧 지도자로 세울 때 바로 머리가 되게 한다고 하였으며, "마아가의 아들 아비야를 세워 장자를 삼아 형제 중에 머리가 되게 하였으니 이는 저로 왕이 되게 하고자 함이라"(대하11:22) 하여 머리가 수장을 의미한다는 것을 직접적으로 묘사하였다.

머리는 수장의 위치에 있는 것이므로 "지금부터 사흘 안에 바로가 당신의 머리를 들고 당신의 전직을 회복하리니"(창40:13)라고 하여 지위를 회복하는 것도 머리를 들어 올리는 것으로 비유하기도 하였다.

그리고 "여호와여 광대하심과 권능과 영광과 이김과 위엄이 다 주께 속하였사오니 천지에 있는 것이 다 주의 것이로소이다 여호와여 주권도 주께 속하였사오니 주는 높으사 만유의 머리심이니이다"(대상29:11)라는 것은 모든 존재 만물의 통솔자로서의 하나님을 머리에 비유함으로써 머리의 가장 중요한 역할과 위치를 단적으로 나타낸 것이다.

ⓒ 머리는 생명을 나타내는 기관이다

머리는 신체의 수장이요 통솔자로서의 역할을 감당하는 핵심적인 것이므로, 성경에서는 사람의 생명을 머리와 연관시켜 생각하였다. 그리하여 사람이 살아 있다는 것을 "머리가 오늘날 그 몸에 붙어 있으면"(왕하6:31)이라고 표현하였다.

또한 생명이 위태로운 상태를 "머리가 위태할까 하노라"(대상12:19) 하여 머리는 바로 생명임을 나타내기도 하였다. "보라 나 여호와의 노가 발하여 폭풍과 회리바람처럼 악인의 머리를 칠 것이라"(렘23:19) 한 것도 하나님이 인간의 생명을 끊어 놓는다는 것을 머리를 친다는 것으로 표현한 것이다.

예수 그리스도가 이 세상에서의 생명을 마감하는 것도 "머리를 숙이니 영혼이 떠나가시니라"(요19:30)고 하여 머리와 생명의 연관성을 잘 보여 주고 있다.

ⓒ 머리는 하나님을 경배하는 기관이다

하나님을 경배한다는 것은 하나님 앞에서 자신을 최대한 낮추는 자세를 취하는 것을 말한다. 이러한 의미에서 신체의 가장 윗부분이자 수장의 역할을 하는 머리를 낮춤으로써 하나님을 경배하는 마음을 외면적으로 나타내는 것이다.

"이에 그 사람이 머리를 숙여 여호와께 경배하고"(창24:26), "백성이 믿으며 여호와께서 이스라엘 자손을 돌아보시고 그 고난을 감찰하셨다 함을 듣고 머리 숙여 경배하였더라"(출4:31)고 한 것은 모두 하나님께 경배할 때 머리를 숙여 자신을 낮추는 자세를 취하는 것이 중요함을 보여 준다. 이러한 모습은 한국인들이 상대방에게 예를 표할 때 머리를 숙이는 관습과도 상통한다.

④ 머리털, 머리카락(שַׂעֲרָה, 쎄아르/ θρίξ, 쓰릭스)
ⓐ 머리털은 용모의 아름다움을 나타내는 부분이다

"네 두 뺨은 땋은 머리털로, 네 목은 구슬꿰미로 아름답구

나".(아1:10)

"내 사랑 너는 어여쁘고도 어여쁘다 너울 속에 있는 네 눈이 비둘기 같고 네 머리털은 길르앗산 기슭에 누운 무리 염소 같구나"(아4:1)

"네 눈이 나를 놀래니 돌이켜 나를 보지 말라 네 머리털은 길르앗산 기슭에 누운 염소 떼 같고"(아6:5)

"머리는 갈멜산 같고 드리운 머리털은 자줏빛이 있으니 왕이 그 머리카락에 매이었구나"(아7:5)

한 여인의 아름다움을 묘사하는 과정에서 머리카락이 주요한 부분으로 다뤄지고 있다. 이것은 머리카락이 인간의 아름다움을 나타내는 중요한 부분임을 나타낸다. 특히 인용구 마지막에 왕이 여인의 머리카락의 아름다움에 사로잡혔음을 나타내는 말은 인체에서 머리카락이 차지하는 아름다움의 비중이 크다는 것을 극적으로 보여 준다.

머리카락이 인체의 아름다움을 나타내는 주요한 부위라는 점에서 "그들이 다 너를 위하여 머리털을 밀고 굵은 베로 띠를 띠고 마음이 아프게 슬피 통곡하리로다"(겔27:31)라고 하여 슬플 때는 이 아름다움과 멀어진 마음을 나타내기 위하여 아름다움의 상징인 머리털을 다 제거한다고 하기도 하였다.

ⓛ 머리털은 하나님의 세심한 사랑을 표현하는 부분이다

성경에 하나님은 졸지도 주무시지도 않으면서 인간을 보살피신다고 하였다(시121:4). 그리고 그 세세한 보살핌을 "너희에게는 오히려 머리털까지 다 세신 바 되었나니 두려워하지 말라 너희는 많은 참새보다 귀하니라"(눅12:7)고 비유하여 인간에 대한 하나님의 세심한 사랑을 헤아릴 수 없이 많은 머리털의 숫자에 비유하였다.

또한 "또 너희가 내 이름을 인하여 모든 사람에게 미움을 받을 것이나 너희 머리털 하나도 상치 아니 하리라"(눅21:18)라고 하여 인간에 대한 하나님의 사랑이 소홀하기 쉬운 아주 작은 것에까지도 세심하게 미친다는 것을 머리털의 미세함에 비유하였다.

이는 바로 머리털이 인간에 대한 하나님의 사랑의 특징을 묘사하는 수단으로서 사용된 것임을 보여 준다.

⑤ 목(צַוָּאר, 짜바르 / τράχηλος, 트라켈로스)

㉠ 목은 생명을 결정짓는 기관이다

오늘날 목을 벤다는 것은 살인을 의미하는 것처럼 성경에서도 목은 생명을 결정짓는 중요한 기관으로 사용되고 있다.

사도 바울은 그의 동역자인 브리스길라와 아굴라를 가리키며 "저희는 내 목숨을 위하여 자기의 목이라도 내어놓았나니"(롬 16:4)라고 하였는데, 목을 내놓았다는 것은 바로 생명을 내놓았다는 의미이다.

여호수아가 군장들로 하여금 아모리 다섯 "왕들의 목을 발로 밟으라"(수10:24)고 했을 때 왕들의 목을 밟은 것은 바로 생명을 끊어 놓으려는 행위였다.

또한 성경에 빚쟁이의 목을 잡고 빚 독촉을 하는 장면이 나오는데, 여기서 목을 잡은 것은 빚을 갚지 않으면 죽이겠다고 하는 협박의 표시였다(마18:28). 이러한 모든 예들은 목이 곧 생명을 결정짓는 기관임을 의미한다.

ⓛ 목은 교만한 성품을 나타내는 기관이다

하나님은 출애굽한 이스라엘 백성들이 자신을 따르지 않고 불순종하였을 때 "너희는 목이 곧은 백성인즉 내가 길에서 너희를 진멸할까 염려함이니라"(출33:3)고 하여 교만함을 '목이 곧다'는 것으로 비유하였다.

이외에도 교만함을 버리고 겸손할 것을 명령할 때에도 목과 연관하여 "그러므로 너희는 마음에 할례를 행하고 다시는 목을 곧게 하지 말라"(신10:26)고 하였다. 이는 인간이 교만할 때 목에 힘이 들어가고 곧게 세우게 되는 실제적 현상을 그대로 잘 적용한 것이라고 할 수 있다.

ⓒ 목은 신분과 아름다움을 나타내는 장신구를 부착하는 기관이다

성경에서 애굽의 왕인 바로가 요셉에게 총리직을 맡길 때 "자기의 인장 반지를 빼어 요셉에게 끼우고 그에게 세마포 옷을 입히고 금사슬을 목에 걸"(창41:42)어 주었다.

벨사살 왕도 잔치를 하는 중 분벽에 나타난 글씨를 해석하는 자에게 "금 사슬로 목에 드리우고 그로 나라의 셋째 치리자를 삼으리라"(단

5:7)고 하였다. 이와 같이 목은 고위 신분을 나타내는 장신구를 착용하는 기관으로 사용되었다.

반면 목은 예속과 속박의 멍에가 채워지는 기관이기도 하였다(렘 27:2). 따라서 목에서 이 멍에가 벗어지는 것은 포로에서의 해방이나 자유를 의미하는 것이 되었다(창27:40).

목은 이와 같이 신분 상태를 나타내는 기관으로 사용될 뿐만 아니라 하나님이 백성들을 사랑하여 아름다움을 더해 주는 수단으로서 목걸이를 달아 주는 곳으로도 사용되었음을 알 수 있다(겔16:8-13).

⑥ 얼굴(פָּנִים, 파님, פָּנֶה, 파네 / πρόσωπον, 프로소폰)

얼굴은 성경에 2,040회나 언급되어 인체 중 가장 많이 언급된 부위이다.

㉠ 얼굴은 인격적 주체를 나타내는 부분이다

얼굴은 단지 눈, 코, 입 등이 있는 머리의 앞면을 나타낼 뿐만 아니라 인격을 가진 존재로서의 인간 자체를 지칭하는 경우도 많다.

한국어에서 체면, 곧 얼굴을 생각하여 행동한다는 말은 인격을 가진 주체로서 행동한다는 것을 의미하는 것과 같다. 성경에서 사람이 얼굴을 굽혀 땅에 대고 하나님께 경배한다는 것은 단순히 얼굴을 땅에 대는 것이 아니라 인격적 존재자로서의 한 인간 전체가 하나님 앞에 경배한다는 의미이다.

또한 성경에서 "여호와는 그 얼굴을 네게로 향하여 드사 평강 주시기를 원하노라 할지니라 하라"(민6:27) 할 때의 하나님의 얼굴도 단순한 얼굴이 아니라 인격적 주체로서의 하나님을 의미하는 것이다.

ⓛ 얼굴은 심리 상태를 나타내는 부분이다

오늘날 사람의 얼굴 상태, 곧 표정이나 안색을 심리 상태를 알아보는 가장 확실하고 쉬운 부분으로 보고 있는 것이 성경에도 똑같이 나타난다.

성경에는 "어찌하여 얼굴에 수색이 있느냐 이는 필연 네 마음에 근심이 있음이로다"(느2:2), "그 계집이 그를 붙잡고 입을 맞추며 부끄러움을 모르는 얼굴로 말하되"(잠7:13), "만민이 송구하여 하며 무리의 낯빛이 하얘졌도다"(욜2:6), "가인이 심히 분하여 안색이 변하니"(창4:5), "악인은 그 교만한 얼굴로 말하기를 여호와께서 이를 감찰치 아니하신다"(시10:), "마음의 즐거움은 얼굴을 빛나게 하여도"(잠15:13) 등의 다양한 얼굴 표정으로 근심, 부끄러움, 놀람, 분노, 교만함, 즐거움 등 각종 심리 상태를 나타내고 있다.

이와 같이 인간의 심리 상태는 얼굴 표정을 통해 직접적으로 나타나기도 하지만, 얼굴을 가리는(삼하19:4) 행위를 통해 애통함의 심리 상태를 나타내기도 한다.

ⓒ 얼굴은 의지를 나타내는 수단이다

성경에서는 인간의 의지가 얼굴의 움직임을 통하여 다양하게 나타나고 있다. "얼굴을 땅에 댐"(대상21:21, 대하20:18)은 윗사람에 대한 존경과 하나님에 대한 경배를 나타내고, "얼굴을 돌이키는"(대하6:42, 겔 14:6, 시13:1) 것은 불만족이나 관심을 끊는 것을 나타낸다.

그리고 "얼굴을 무릎 사이에 넣"(왕상18:42)는 것과 하나님의 "얼굴을 항상 구하"(대상16:11)는 것은 간절한 기도의 의지를 나타내며, "얼굴을 벽으로 향하고 여호와께 기도"(사38:2)하는 것은 세상이 아니라 오직 하나님만을 의지(依支)하겠다는 굳건한 신앙을 나타낸다.

또 하나님의 경우에도 사람에게 자신의 얼굴을 돌린다는 것은 복이나 벌을 내리는 등 여러 가지 의지를 나타내는 수단이 된다(민6:25-26, 시80:3, 렘44:11).

ㄹ 얼굴은 하나님을 상징하는 수단이다

하나님은 영적 존재이므로 인간과 같은 종류의 얼굴을 갖고 있지 않지만 성경에서는 하나님을 의인화하여 얼굴을 상정하고 그 얼굴을 통해 하나님의 성품과 일들을 나타내고 있다.

사실 "본래 하나님을 본 사람이 없"(요1:18)으며 또 하나님께서 모세와 대화하는 중에 "네가 내 얼굴을 보지 못하리니 나를 보고 살 자가 없음이니라"(출33:20)고 하여 하나님의 얼굴을 보는 것은 불가능한 일이라고 하였다.

그러나 그럼에도 불구하고 성경에서는 "여호와와 그 능력을 구할지어다 그 얼굴을 항상 구할지어다"(대상16:11)라 하여 하나님의 얼굴을 구하라고 하였다. 그리고 다윗은 "너희는 내 얼굴을 찾으라 하실 때에 내 마음이 주께 말하되 여호와여 내가 주의 얼굴을 찾으리이다"(시

27:8), "나는 의로운 중에 주의 얼굴을 보리"(시17:15)라고 고백하며 하나님의 얼굴을 찾고 반드시 보게 되리라는 의지와 믿음을 나타내고 있다.

그런데 다윗이 여기서 하나님의 얼굴을 보겠다고 할 때의 하나님의 얼굴과 "여호와는 그 얼굴로 네게 비취사 은혜 베푸시기를 원하며 여호와는 그 얼굴을 네게로 향하여 드사 평강 주시기를 원하노라"(민 6:25~26)고 할 때의 하나님의 얼굴은 실제 사람의 얼굴과 같은 얼굴이 아니다. 그것은 하나님의 존재에 대한 대표적 상징인 것인데, 인간에게 있어서 얼굴이 그 자신의 존재성을 대변한다는 개념을 하나님에게 적용한 사례이다.

⑦ 입(פֶה, 페 / στόμα, 스토마)

㉠ 입은 다양한 발언을 쏟아 내는 기관이다

성경에서 입은 음식을 섭취하는 기관(삿7:6) 및 다양한 내용의 발언을 하는 기관으로 묘사되고 있다. 입은 그곳에서 나오는 말의 내용에 따라 "의로운 입술"(잠16:13), "온유한 입술"(잠26:23), "기쁜 입술"(시 63:5), "입이 둔한"(출6:12), "입술이 부정한"(사6:5), "아첨하는 입술"(시12:3), "궤사한 입술"(잠17:4), "거짓된 입술"(시120:2) 등 다양하게 부르고 있다(황정길, 2008:10-280).

㉡ 입은 복과 저주를 초래하는 기관이다

입이 복과 저주를 초래한다는 것은 입에서 나오는 말의 내용에 따라

복과 저주가 결정된다는 것이다.

성경에서 "그래도 입으로 너희를 강하게 하며 입술의 위로로 너희의 근심을 풀었으리라"(욥16:5), "미련한 자의 입은 그의 멸망이 되고 그 입술은 그의 영혼의 그물이 되느니라"(잠14:3), "미련한 자는 교만하여 입으로 매를 자청하고 지혜로운 자는 입술로 스스로 보전하느니라"(잠14:3)고 하는 것들은 인간의 생각을 표출하는 입이 한 인간의 생사화복을 가름하는 중요한 기관이 될 수 있음을 나타내고 있다.

그리하여 성경에서는 "입을 지키는 자는 자기의 생명을 보전하나 입술을 크게 벌리는 자에게는 멸망이 오느니라"(잠13:3)라고 하여 입을 잘 지킬 것을 강조하고 있다.

ⓒ 입은 하나님과 소통하는 기관이다

하나님과 인간은 상호 의사소통을 통해서 서로를 알게 되고 가까워지고 다양한 관계를 맺게 된다. 이 과정에서 인간은 입을 사용하여 기도하며(입술에서 나오는 내 기도에 귀를 기울이소서, 시17:1), 주를 찬양하며(내 입술이 주를 찬양할 것이라, 시63:3), 하나님의 말씀을 전파(찬송을 받으실 여호와여 주의 율례를 내게 가르치소서 주의 입의 모든 규례를 나의 입술로 선포하였으며, 시119:12-13)함으로써 하나님과의 소통을 하게 된다.

ⓡ 입은 다양한 상황을 비유하는 기관이다

입은 음식을 섭취하고 말을 하는 직접적인 기능 외에도 기타 다양한 상황을 비유하는 기관으로 이용되었다. "한 입으로"(수9:2)는 한마음, "입에서 입으로"(민12:8)는 얼굴을 마주 대하는 것, "손으로 입을 가린"(욥40:4)다는 것은 침묵, "입을 티끌에 댄다"(애3:29)는 것은 겸손을 나타내고 있다.

⑧ 코(אַף, 아프 / 신약에는 없음)

㉠ 코는 생명의 시작과 과정과 끝에 연관된 기관이다

성경에서 인간의 생명은 "여호와 하나님이 흙으로 사람을 지으시고 생기를 그 코에 불어 넣으"(창2:7)심으로 시작되었다. 하나님이 사람의 코에 불어 넣으셨다는 '생기'는 히브리어로 네솨마(אַף)인데 이 용어는 한글개역성경에서는 '생기'로 번역되어 뜻이 애매하게 보이나 원래 의미는 "'훅 불기', 즉 '바람', 거친, 또는 '생명의 호흡'"(디럭스 바이블, 2014)으로 호흡 혹은 숨으로 번역하는 것이[4] 원래의 의미를 바로 나타내는 것이다.

이렇게 볼 때 인간은 하나님이 코를 통하여 자신에게 불어 넣은 숨을 마심으로 숨쉬기를 시작하게 되고 생명이 시작된 것이다.

욥은 하나님의 호흡이 자신의 생명인 호흡을 가능케 하는 것을 두고 "나의 호흡이 아직 내 속에 완전히 있고 하나님의 숨결이 아직도 내 코

---

4 킹제임스흠정역에는 '생명의 숨'이라 번역됐고, 공동번역개정판에 '입김', 바른 성경에는 '생명의 호흡'이라 번역되었으며, NIV, ASV, NASB, NRSV, NLT를 비롯한 거의 모든 영어 성경에는 'breath of life'라고 하여 '생명의 호흡'으로 번역되었다.

에 있느니라"(욥27:3)고 고백하였다. 살아 있다는 것은 바로 이와 같이 코로 호흡하는 것이므로 성경에서는 "호흡이 있는 자마다 여호와를 찬양할지어다 할렐루야"(시150:6)라고 하였다.

호흡은 생명 자체 외에도 삶의 다양한 상태를 나타내는데, 성경에서는 고난의 상태를 두고 "숨이 막히는 것"(욥7:15), "숨 쉬지 못하게 하시며"(욥9:18) "숨이 차서 심히 헐떡일 것"(사42:14) 등으로 표현하였는가 하면, 편안한 상태를 두고 "숨을 쉴 수 있게 됨"(출8:15)이라고 하였다. 생명이 끊어지는 것은 "숨이 끊어진"(왕상17:17)다고 하였다.

이와 같이 성경에서 코는 호흡을 가능하게 하는 기관으로서 생명의 시작과 과정과 끝에 연관된 기관으로 나타나고 있다.

ⓛ 코는 인간에 대한 통제와 박해에 사용되는 기관이다

코는 생명을 가능하는 중요한 기관인 동시에 약한 급소가 되기도 한다. 하나님이 인간을 통제할 때 인간의 코에 갈고리를 꿴다는 표현을 사용하거나(왕하19:28), 가혹한 박해를 할 때 코를 깎아 버린다고 하였다(겔23:25).

⑨ 혀(לָשׁוֹן, 라숀 / γλῶσσα, 글롯사)

혀는 입이나 입술과는 다른 기능도 갖고 있다. 성경에서는 인간의 내면적 세계를 표출하는 언어 활동이라는 공통점에 주안점을 두고 묘사하고 있다.

ㄱ 혀는 하나님을 찬양하는 기관이다

하나님의 복음을 알리고 찬양하는 것은, 예수님이 십자가에 직접 매달린 것처럼 몸 전체의 실천을 통해서도 가능하지만, "혀로 인애의 법을 말하"(잠31:26)거나, "주의 모든 계명이 의로우므로 내 혀가 주의 말씀을 노래할지니이다"(시119:172)라고 하는 것처럼 혀를 사용한 언어로도 가능하다.

또한 "주 여호와께서 학자의 혀를 내게 주사 나로 곤핍한 자를 말로 어떻게 도와줄 줄을 알게 하시고"(사50:4)라고 하는 것처럼 혀를 통해 하나님의 말씀을 필요한 곳에 알려 줄 수도 있다.

ㄴ 혀는 선과 악을 행하는 기관이다

"혀는 죽이는 살"(렘9:8)이 되어 남을 죽일 수도 있고, 악독을 발할 수도(사59:3) 있으며, 남을 호리고(잠6:24), 남을 참소하고(잠25:23), 죄를 행하고(시39:1), 궤사를 짓고(시50:19), 아첨하고(시5:9) 거짓을 말하는(시78:36) 등 악을 행하는 기관이기도 하다.

반면 지식을 선히 베풀고(잠15:2), 곤핍한 자를 도와주고(사50:4), 지혜와 공의를 말하고(시37:3), 주의 말씀을 노래하고(시119:72), 영혼을 환난에서 보전하고(잠21:23), 양약의 역할을 하는(잠12:18) 등 선을 행할 수도 있는 기관이기도 하다.

혀는 이렇게 양날의 칼 역할을 하는 배의 키와(약3:4-5) 같은 것이나, "혀는 능히 길들일 사람이 없"(약3:8)는 다루기 힘든 것이라고 하여 "입과 혀를 지키는 자는 그 영혼을 환난에서 보전"(잠21:23)할 수 있다고 하였다.

한글개역성경에서 인체의 머리 부분과 관련된 용어에는 이외에도 관자놀이, 귓부리, 눈꺼풀, 눈동자, 눈물, 눈썹, 대머리, 머리 가죽, 목구멍, 목덜미, 미간, 백발, 뺨, 수염, 앞니, 앞머리, 어금니, 윗입술, 이, 이마, 입 기운, 입천장, 잇몸, 잇꺼풀, 정수리, 콧구멍, 콧김, 콧소리, 콧수염, 턱, 턱뼈, 해골 등이 있다.

(2) 몸통 부위

① 가슴(דד, 다드/ στῆθος, 스테도스)

가슴은 신체의 목에서부터 복부 사이의 전체를 가리킬 때가 있으며, 유방만을 가리키는 경우도 있다(박근용 외, 1986:1-124). 대개는 유방을 지칭하며 한글개역성경에서는 '품'이라고도 번역하여 사용하고 있다.

㉠ 가슴은 약자를 보호하는 부위이다

가슴은 "목자같이 양 떼를 먹이시며 어린양을 그 팔로 모아 품에 안으시며 젖먹이는 암컷들을 온순히 인도하시"(사 40:11)고 "예수의 제자 중 하나 곧 그가 사랑하시는 자가 예수의 품에 의지하여"(요13:23) 눕게 되거나, "여호와의 사랑을 입은 자는 그 곁에 안전히 살리로다 여호와께서 그를 날이 마치도록 보호하시고 그를 자기 어깨 사이에 있게 하시"(신33:12)는 것처럼 하나님이 연약한 인간을 보호하는 장소가 되기도 한다.

가슴은 또한 다음의 구절들이 보여 주는 바와 같이 약자에 대한 인간적 보호를 나타내는 장소로 비유되고 있다. "나오미가 아기를 받아 품에 품고 그의 양육자가"(룻4:16), "젖 뗀 아이가 그의 어머니 품에 있음"(시131:2)과 같이 모성애적 보호의 장소가 되고, "아버지가 젖 먹는 아이를 품듯 그들을 품에 품"(민11:22)는다고 하여 부성애적 보호의 장소가 되기도 한다.

ⓛ 가슴은 애통함과 슬픔이 연관된 부위이다

한국인들이 마음이 불편할 때 가슴이 답답하다는 표현을 하며 가슴을 치듯이 성경에도 "모든 시녀들이 가슴을 치며 비둘기같이 슬피 우는도다"(나2:7)라고 하거나, "세리는 멀리 서서 감히 눈을 들어 하늘을 쳐다보지도 못하고 다만 가슴을 치며 이르되 하나님이여 불쌍히 여기소서 나는 죄인이로소이다"(눅18:13)라고 하여 슬프거나 애통할 때 가슴을 치는 것이 기록되어 있다.

이렇게 마음이 불편할 때 가슴을 치는 것은 단순히 상징적으로 하는 것이 아니라 모든 사람들의 생리적 본성에 따른 현상을 기록하고 있는 것이다.[5]

---

5   이 현상은 모든 인류에게서 나타나는 공통적인 것이다. 이것은 모든 인간이 심리적으로 위축이 되면 몸통이 안쪽으로 굽어지고 가슴 부위의 근육이 수축되는 현상의 결과이다. 한국적 표현으로는 등골이 휘고 가슴이 조인다는 의미이다. 토마스 하나는 이것을 Red Light Reflex 반응이라고 한다(하나, 2012: 114).

② 배(בֶּטֶן, 베텐 / κοιλια, 코일리아)

㉠ 배는 생명을 탄생시키는 부위이다

지구상 최초의 생명체는 하나님이 직접 창조한 것이지만, 이후의 인간 및 포유동물은 하나님이 각 생명체의 어미의 배[6]를 통해서 생명이 시작되게 하고 세상에 나오게 하였다.

그리하여 하나님도 예레미야에게 "내가 너를 모태에 짓기 전에 너를 알았고 네가 배에서 나오기 전에 너를 성별하였고 너를 여러 나라의 선지자로 세웠노라"(렘1:5) 하여 이러한 사실을 나타내고 있다.

배는 이와 같이 몸을 포함한 생명체를 탄생시키는 중요한 곳이라는 점에서 "인간의 가장 깊은 내면, 양심, 가슴, 마음 등으로 해석되기도 하나 인간의 전 인격을 포함한 자아 혹은 삶 전체를 의미하는 것으로 봄이 무난하다"(강병도, 2000: 신약 I -257)고 볼 수 있다.

배를 이렇게 중시하는 입장은 예수가 "나를 믿는 자는 성경에 이름과 같이 그 배에서 생수의 강이 흘러나리라"(요7:38)고 하여 생수의 강, 곧 '생명을 살리는 강같이 풍부하고 귀한 물'이 바로 배에서 나온다고 한 것에서도 엿볼 수 있다.

㉡ 배는 생명 유지에 필요한 장기를 담고 있는 부위이다

배는 인간 생명이 탄생되며 10개월이라는 기간 동안 살아가게 되는 중요한 기관인 자궁을 포함할 뿐 아니라 심장 · 폐 · 창자 · 간 · 쓸개 ·

---

6 배를 의미하는 히브리어 '베텐'(@f,B)은 '태'의 의미도 갖고 있다(창25:23).

신장 등 인체의 중요한 장기들을 담고 보호하는 '생명의 저장소'라고 불릴 수 있는 중요한 부분이기도 하다. 이러한 관점에서 하나님도 에스겔 선지자에게 하나님의 말씀이 담긴 "두루마리를 네 배에 넣으며 네 창자에 넣으라"(겔:3)고 비유적으로 명령하였다.

ⓒ 배는 생명에 위험이 될 수 있는 급소가 되는 부위이다

배는 생명 탄생의 장소이자 중요한 장기를 담고 있는 부분이기 때문에 동시에 생명에 위협을 줄 수 있는 취약한 곳이기도 하다. 그리하여 성경에서는 사람의 생명을 해칠 때 "배를 붓게"(민5:21, 27) 한다고 하거나, "배를 꿰뚫어서 두 사람을 죽이니"(민25:8) 혹은 "사마리아가 그들의 하나님을 배반하였으므로… 아이 밴 여인은 배가 갈라지리라"(호13:16)라는 표현을 사용하여 배가 인체 중 중요한 급소가 되는 곳임을 나타내고 있다.

ⓓ 배는 악을 상징하는 부위이다

사도 바울이 빌립보 교인들에게 보내는 서한에서 "그리스도 십자가의 원수로 행하"(빌3:18)는 사람들을 거론하며 그들의 "마침은 멸망이요 저희의 신(神)은 배"(빌3:19)라고 한 것은 그들이 추구하는 것이 고귀한 영적인 것이 아니라 천한 육적인 것, 곧 먹고 마시는 동물적인 것임을 강조한 것이다. 특히 그들이 육적인 것을 대표적으로 상징하는 '배'를 추구하는 정도가 신(神)을 섬기는 수준이라고까지 강조한 것은 배가 지니고 있는 악한 육적 속성을 강조하는 것이라고 하겠다.

③ 손(יָד, 야드 / יַד, 야드 / χείρ, 케일)

손에 해당되는 히브리어 야드(יָד)와 아람어 야드(יַד) 그리고 헬라어의 케일(χείρ)은 성경에 각각 1446회, 16회, 168회 등 총 1,630회 사용되었다(디럭스 바이블, 2014).

손은 이와 같이 성경에서 그 어떤 다른 용어 못지않게 많이 사용되었을 뿐 아니라 내용 면에서도 일일이 다 거론할 수 없을 정도로 매우 다양하게 묘사되고 있다. 그 이유는 손은 인간의 매우 다양하고 많은 생각들을 행동으로 옮기는 데 사용되는 인체 기관이고, 성경에서는 이러한 사실에 근거하여 인간 행위의 많은 부분과 하나님의 사역까지에도 적용하고 있기 때문이다.

㉠ 인간의 손에 부여한 용도와 의미들

성경에서 손은 다음과 같이 인간의 삶의 전 영역과 연관되어 사용되고 있다.

맹세(하나님 여호와께 내가 손을 들어 맹세하노니, 창14:20), 소유(이제 나를 빈손으로 돌려보내셨으리이다, 창31:42), 지배(내 형의 손에서, 에서의 손에서 나를 건져내시옵소서, 창32:11), 공격(그에게 우리가 손을 대지 말자, 창37:22), 송축(너희 손을 들고 송축, 시134:2), 기도(손을 펴고 무슨 기도나 간구를 하거든, 왕상8:38), 능력(모세가 손을 들면 이스라엘이 이기고 손을 내리면 아말렉이 이기더니, 출17:11), 축복(아론이 백성을 향하여 손을 들어 축복함으로, 레9:22), 범행(만일 네 손이 범죄케 하거든 찍어 버리라, 막9:34), 노동(너희 손으로 일하기를 힘쓰라, 살전4:11), 구제(궁핍한 자에게 네 손을 펼지니라, 신15:11), 위협(예루살렘 산을 향하여 그 손을 흔들리라, 사10:32), 징벌(너는 그 여인의 손을 찍어버릴 것이고, 신25:12), 협력(너는 사람과 더불어 손을 잡지 말며, 잠22:26), 조롱(지나가는 자마다 비웃으며 손을 흔들리로다, 습2:15), 회개(죄인들아 손을 깨끗이 하라, 약4:8), 심적 고통(우리가 그 소문을 들었으므로 손이 약하여졌고, 렘6:24), 인색함(가난한 형제에게 네 마음을 강퍅히 하지 말며 네 손을 움켜쥐지 말고, 신15:7), 절망, 낙심(손이 늘어진 자면 강하게 하였고, 잠4:3), 침묵(손으로 입을 가리우리라, 욥21:5), 슬픔(손을 머리 위에 얹고 크게 울며 가니라, 삼하13:19), 책임 회피(무리 앞에서 손을 씻으며 가로되 이 사람의 피에 대하여 나는 무죄하니, 마27:24), 안수(시몬이 사도들의 안수함으로 성령 받는 것을 보고, 행8:18), 도움 요청(주를 향하여 손을 펴고, 시143:6), 경의(내 마음이 가만히 유혹되어 손에 입 맞추었던가, 욥31:27), 능력 부족(여호와의 손이 짧아 구원치 못하심도 아니요, 사59:1), 치수 측정(그 두께는 사지놓으며, 렘52:21 / 그 사면에 손바닥 넓이만 한, 출25:25 / 장광이 한 뼘씩, 출28:16) 등이다.

ⓒ 하나님의 손에 부여한 용도와 의미들

성경에서는 하나님도 의인화하여 인간의 손의 역할과 같이 하나님의 다양한 사역에도 다음과 같이 손을 사용하는 것으로 나타내고 있다.

창조(육지도 그의 손이 지으셨도다, 시95:5 / 우리는 다 주의 손으로 지으신 것이라, 사64:8), 구원(하나님께서 자기의 손을 빌어 구원하여 주시는 것, 행7:25), 인도(여호와께서 능하신 손으로 너를 애굽에서 인도하여 내셨음이니, 출13:9), 도우심(주의 손으로 나를 도우사, 대상4:10), 권세와 능력(주의 손에 권세와 능력이 있사오니, 대하20:6), 맹세(주께서 옛적에 손을 들어 맹세하시고, 느9:15), 치료(하나님은 아프게 하시다가 싸매시며 상하게 하시다가 그의 손으로 고치시나니, 욥5:18), 징벌(주의 손이 나를 심히 누르나이다, 시38:2), 돌보심(우리는 그가 기르시는 백성이며 그의 손이 돌보시는 양이기 때문이라, 시95:7), 진실과 정의(그의 손이 하는 일이 진실과 정의이며, 시111:7), 축복(예수께서… 손을 들어 저희에게 축복하시더니, 눅24:50) 등이다.

④ 손가락(אֶצְבַּע, 에쯔바 / δάκτυλος, 닥틸로스)

인간의 손가락은 인간의 손 전체를 그리고 하나님의 손가락도 손 전체를 나타내기도 하였다. "너희 손이 피에 너희 손가락이 죄악에 더러워졌으며"(사59:3)라는 표현에서 손과 손가락은 동의어로 반복에 의한 강조를 위해 이중적으로 사용된 것이다. 또한 "주의 손가락으로 만드신 주의 하늘"(시8:3)에서의 손가락도 손과 동격으로 사용되었다. 그리고 손이 주로 힘을 강조할 때 사용된 반면, 손가락은 주로 정교함이나 재주를 강조할 때 사용되었다(김창영, 2006: 564).

㉠ 인간의 손가락에 부여한 용도와 의미들

손가락은 손과 동의어로 사용되기도 하였으므로 손이 삶의 많은 영역에 사용된 것과 같이 손가락도 다음과 같이 다양하게 사용되었다.

성결(손가락으로 그 피를 그 위에 일곱 번 뿌려 이스라엘 자손의 부정에서 제단을 성결하게 할 것이요, 레16:19), 징벌(아도비 베섹이 도망하는지라 그를 쫓아가서 잡아 그의 엄지손가락과 엄지발가락을 자르매, 삿1:6), 교만(왕은 대답하기를 내 새끼손가락이 내 아버지의 허리보다 굵으니, 왕상12:10), 전쟁(내 손을 가르쳐 싸우게 하시며 손가락을 가르쳐 전쟁하게 하시는도다, 시144:1), 우상(그 땅에는 우상도 가득하므로 그들의 자기 손으로 짓고 자기 손가락으로 만든 것을 경배하여, 사2:8), 범행(너희 손이 피에, 너희 손가락이 죄악에 더러워졌으며, 사59:3), 측량(손에 측량하는 장대를 잡았는데 그 길이가 팔꿈치에서 손가락에 이르고, 겔40:5), 경고(그 때에 사람의 손가락이 나타나서 왕궁 촛대 맞은편 석회벽에 글자를 쓰는데, 단5:5), 노동(자기는 이것을 한 손가락으로도 움직이려 하지 아니하며, 마23:4), 구원(나를 긍휼히 여기사 나사로를 보내어 그 손가락 끝에 물을 찍어 내 혀를 서늘하게 하소서, 눅16:24), 확인(내 손가락을 그 못 자국에 넣으며 내 손을 그 옆구리에 넣어 보지 않고는 믿지 아니하겠노라, 요20:25), 의사소통(눈짓을 하며 발로 뜻을 보이며 손가락질로 알게 하며, 잠6:13), 계명 부착(이것을 네 손가락에 매며 이것을 네 마음 판에 새기라, 잠7:3) 등이다.

ㄴ 하나님의 손가락에 부여한 용도와 의미들

성경에서 하나님과 연관하여 손가락을 사용한 것은 빈도가 낮다. 창조(주의 손가락으로 만드신 주의 하늘과 주의 베풀어 두신 달과 별들을 내가 보오니, 시8:3), 교훈(증거판 둘을 모세에게 주시니 이는 돌판이요 하나님이 손가락으로 쓰신 것이더라, 출31:18 / 예수께서 몸을 굽히사 손가락으로 땅에 쓰시니, 요8:6), 치유(예수께서… 손가락을 그의 양귀에 넣고 침 뱉어 그의 혀에 손을 대시며, 막7:33) 등이다.

⑤ 신장(כִּלְיָה, 킬야)

신장은 슬픔(내 마음이 산란하며 내 심장이 찔렸나이다, 시73:21)[7] 및 기쁨(네 입술이 정직을 말하면 내 속이 유쾌하리라, 잠23:16)[8]의 감정과 관련하여 묘사할 때 사용되고 있다. 신장은 또한 교훈(밤마다 내 심장이 나를 교훈하도다, 시16:7)[9]과도 연관된 것으로 묘사되고 있다.

⑥ 심장(לֵב, 레브)

심장은 일반적으로 어떤 것의 '중심'을 상징하는 용어로 사용되는데, 그 이유는 심장이 우리 몸 내부의 가장 중요한 기관이라고 생각했기 때문일 것이다.

물론 신체 내부에 심장 못지않게 생명에 필수적인 기관들이 있으나 오직 심장만이 우리가 평상시에 그 존재와 작동함을 자각할 수 있는 기관(Shore, S. & Staubli, T., 2001: 41)이기 때문에 해부학적 지식이 부족했던 시기에 특히 심장을 인체의 가장 중심적인 기관으로 판단한 것

---

7   '심장'으로 번역된 히브리어는 '킬야'(כִּלְיָה)인데, '레브'(לֵב)와는 다른 것으로서 원의는 '콩팥', '신장'이다.

8   '속'으로 번역된 히브리어 '킬야'(כִּלְיָה)의 원의는 '콩팥'과 '신장'이다.

9   '심장'으로 번역된 히브리어는 '킬야'(כִּלְיָה)로서 원의는 '콩팥'과 '신장'이다.

으로 보인다.

심장은 심리 상태에 따라 움직임이 생기고 그 움직임은 스스로에게 인식되기도 한다. 이러한 관점에서 한자권에서는 심장이 마음을 담고 있는 그릇이라고 생각하여 그 명칭을 '마음(心)의 저장소(藏)', 곧 심장이라고 하였다고 볼 수 있다. 성경에서도 심장은 마음, 몸의 중심, 전인(全人), 감정의 중심 등을 상징하기도 한다(Esther, 2000: 173).

㉠ 심장은 다양한 감정 작용이 일어나는 기관이다

심장이 상징하는 감정의 종류들은 기쁨(자녀들아 내 마음을 기쁘게 하라, 잠27:11), 근심(필연 네 마음에 근심이 있음이로다, 느2:2), 번뇌(왕의 마음이 번뇌하여, 왕하6:11), 용기(용감하여 사자 같은 자의 마음이라도, 삼하17:10), 시기(네 마음으로 죄인의 형통을 부러워하지 말고, 잠23:17), 믿음(그런 자의 마음은 그를 믿나니, 잠31:11), 미움(너는 네 형제를 마음으로 미워하지 말며, 레19:17), 사랑(너희가 마음을 다하고 성품을 다하여 너희 하나님 여호와를 사랑하는 여부를, 신13:3) 등과 같이 다양하게 나타나고 있다.

㉡ 심장은 지성적 속성을 지닌 기관이다

"심장이 지적 생활의 중심이라는 개념은 심장을 감정의 자리로 생각하는 것보다 더 특징적인 히브리인들의 사상이다."(박용근 외, 1986: 10-662)

이러한 관점에서 "마음에 크게 살핌이 있도다"(삿5:16)와 같이 심장이 사고 작용을 한다고 표현하고 있다. 심장과 생각과의 관계가 이처럼 너무도 밀접하기 때문에 영어 역본들은(특히 RSV) '레브'(bl)를 때때로 '이해'(욥12:3) 또는 '마음'(렘7:31)으로 번역하고 있다(박근용 외, 1986: 10-662). 이는 성경에서 심장은 감정뿐만 아니라 지성적 작용도 함께 일어나는 기관임을 나타내고 있는 것이다.

ⓒ 심장은 하나님과 밀접한 관계를 갖고 있는 기관이다

인간의 심장은 하나님의 말씀을 받아들이며(그 말씀이… 네 마음에 있은즉, 신30:14), 하나님께 말하며(내 마음이 주께 말하되, 시27:8), 하나님을 의지하며(내 마음이 저를 의지하여, 시28:7), 하나님께 가까이 다가간다.

또한 하나님은 인간의 "마음(ble)을 지으시며"(시33:15), "심장(ble)을 살피며 폐부를 시험하고 각각 그의 행위와 그의 행실대로 보응"(렘17:10)하며 "심장(ble)의 비밀을"(시44:21) 알 수 있으며, 인간의 "마음(ble)을 강퍅케"(출4:21) 하거나 혹은 하나님을 "경외함을 그들의 마음(ble)에 두어"(레42:40) 하나님을 떠나지 않게 한다.

이와 같이 하나님과 인간은 인간의 심장을 매개로 밀접한 관계를 유지하고 있는 것으로 묘사되고 있다.

⑦ 쓸개(מְרֵרָה, 메레라 / χολή, 콜레)

쓸개는 마취제로 사용되어 고통을 덜어 주는 것인 까닭에 예수는 십자가에서 쓸개를 탄 포도주를 마시도록 요청받았으나 거절한 것으로써(김창영, 2006: 643), '마음', '영혼' 혹은 '내면'으로도 번역되어(박근용 외, 1986: 10-737) 정신적인 것을 상징하기도 한다.

⑧ 어깨(שְׁכֶם, 세켐 / ωσ, 오모스)
㉠ 인간과 관련된 '어깨'의 용도 및 의미

인간에게서 어깨는 일반 물건을 메거나(백성이 발교되지 못한 반죽 담은 그릇을 옷에 싸서 어깨에 메니라, 출12:34), "하나님의 궤를 꿰어 어깨에 메"(대상15:15)는 등 어떤 것을 메는 용도를 지니고 있다.

그리고 어깨는 또한 노예의 상태(그의 무거운 짐이 네 어깨에서 떠나고, 사10:27), 정복(블레셋 사람의 어깨에 날아 앉고, 사11:14), 패망(그들의 모든 어깨를 찢었고, 겔29:7), 불순종(주의 규례를 범하여 고집하는 어깨를 내어 밀며, 느9:29), 책임(무거운 짐을 묶어 사람의 어깨에 지우, 마23:4), 수고(크게 수고하여… 각 어깨가 벗어졌으나, 겔29:18), 영광(다윗 집의 열쇠를 그의 어깨에 두리니 그가 열면 닫을 자가 없겠고 닫으면 열 자가 없으리라, 사22:22) 등과도 관련하여 사용되고 있다.

㉡ 하나님과 관련된 '어깨'의 용도 및 의미

하나님은 자신의 백성들을 "자기 어깨 사이에 처하게 하시"(신33:12)는 것으로 보호와 연관되며, 예수는 "어깨에는 정사를 메었고 그 이름은 기묘자라, 모사라, 전능하신 하나님이라, 영존하시는 아버지"(사9:6)라고 불리는 것처럼 어깨는 하나님의 영광과 권위를 나타내는 것으로 사용되기도 한다.

⑨ 젖, 우유(חָלָב, 하라브 / γάλα, 갈라)

㉠ 양식으로서의 용도

여성의 젖과 동물의 우유는 일차적으로 양식으로서의 용도를 갖고 있다(여인이 어찌 그 젖 먹는 자식을 잊겠으며, 사49:19. / 염소의 젖은 넉넉하여 너와 네 집 사람의 식물이 되며, 잠27:27).

㉡ 젖이 상징하는 것들

젖은 그것이 갖고 있는 풍부한 영양분으로 인해 비옥한 땅(젖과 꿀이 흐르는 땅, 출3:8)이나 번영(작은 산들이 젖을 흘릴 것이며, 욜3:18)을 상징한다. 성장기의 어린아이가 먹는 것이라는 의미에서 성장 과정(네가 열방의 젖을 빨며 열왕의 유방을 빨고, 사60:16)과 성숙(이삭의 젖을 떼는 날에 아브라함이 대연을 배설하였더라, 창21:8)을 의미하기도 한다.

또한 성장기의 생명체에게 절대적으로 필요한 것이라는 점에서 인간을 영적으로 살리는 복음(갓난아이들같이 순전하고 신령한 젖을 사모하라, 벧전2:2)이나 초보 성도의 영적 양식(너희가 다시 하나님의 말씀의 초보가 무엇인지 누구에게 가르침을 받아야 할 것이니 젖이나 먹고 단단한 식물을 못 먹을 자가 되었도다, 히5:12)을 의미한다.

이외에도 맛을 근거로 달콤함(네 혀 밑에는 꿀과 젖이 있고, 아4:11)을 상징하며, 고운 빛깔로 인해 고운 자태(눈은 시냇가의 비둘기 같은데 젖으로 씻은 듯하고 아름답게도 박혔구나, 아5:12)나 흰 피부(존귀한 자의 몸이 눈보다 깨끗하고 젖보다 희며, 애4:7)를 상징하기도 한다.

⑩ 창자(מֵעֶה, 메에 / σπλάγχνον, 스클랑크논)

성경에서 '창자'는 주로 감정들과 연관하여 사용되었는데, 그 내용들을 살펴보면 다음과 같다.

극도의 슬픔(내 눈이 눈물에 상하며 내 창자가 끓으며 내 간이 땅에 쏟아졌으니, 애2:11), 두려움(내가 들었으므로 내 창자가 흔들렸고 그 목소리로 내 입술이 떨렸도다, 합3:16), 불만족(은과 금이 능히… 그 심령을 족하게 하거나 그 창자를 채우지 못하며, 겔7:19), 마음(나의 마음이 모압을 위하여 수금같이 소리를 발하며 나의 창자가 길하레셋을 위하여 그러하도다, 사16:11)[10], 동정, 애정(내가 예수 그리스도의 심장으로 너희 무리를 어떻게 사모하는지 하나님이 내 증인시리라, 빌1:8)[11], 극심한 고통(내 모든 뼈는 어그러졌으며 내 마음은 촛밀 같아서 내 속에서 녹았으며, 시22:14), 괴로움(내가 환난 중에서 마음이 괴롭고 마음이 번뇌하오니, 애1:20)[12], 측은지심(그를 위하여 내 마음이 측은한즉 내가 반드시 그를 긍휼히 여기리라, 렘31:20)[13] 등이다.

---

10   성경에서는 같은 의미로 다른 용어를 반복 사용하는 강조법이 많이 사용되었는데 여기서 '창자'는 앞부분의 '마음'과 같은 의미로 사용된 것이다.

11   여기서 심장으로 번역된 '스플랑크논'(splavgcnon)은 인체의 심장(心臟)을 의미하는 것이 아니라, '창자', '내장', 상징적으로는 '동정, 애정'을 의미하는 것이다.

12   '마음이 괴롭고'의 '마음'에 해당되는 히브리어 '메에'(מֵעֶה)는 '창자, 자궁'을 의미하는 것으로, 문장 후반부에 나오는 '마음'과 상응하는 용어로 사용된 것이다.

13   여기서 '마음'에 해당되는 히브리어 '메에'(מֵעֶה)는 '창자, 자궁'을 의미하는 것이다.

⑪ 팔(זְרוֹעַ, 제로아 / βραχίων, 브라키온)

㉠ 사람과 관련된 팔의 용도와 의미

팔은 사람과 관련해서는 동지(그들은 옛적에 그들의 팔이 된 자요, 겔31:17), 박해(세력 있는 자의 팔에 눌리므로 도움을 부르짖으나, 욥35:9), 무능(저희 팔이 저희를 구원함도 아니요, 시44:3), 생명(악인의 팔은 부러지나 의인은 여호와께서 붙드시는도다, 시37:17), 교만(그들의 높이 든 팔이 꺾이느니라, 욥38:15) 등과 연관되어 사용되고 있다.

㉡ 하나님과 관련된 팔의 용도와 의미

하나님의 팔은 구속(너희를 건지며 편 팔과 큰 재앙으로 너희를 구속하여, 출6:6), 징벌(내가 네 팔과 네 조상의 집 팔을 끊어 네 집에 노인이 하나도 없게 하는 날이 이를지라, 삼상2:31), 다스림(주 여호와께서… 친히 그 팔로 다스릴 것이라, 사40:10), 양육(목자같이 양 무리를 먹이시며 어린양을 그 팔로 모아 품에 안으시며, 사40:11), 영광(그 영광의 팔을 모세의 오른손과 함께하시, 사63:12), 힘(그의 팔로 힘을 보이사, 눅1:51), 영원(그 영원하신 팔이 네 아래 있도다, 신33:27), 능력(주의 능력의 팔로 흩으셨나이다, 시89:10), 거룩(그 오른손과 거룩한 팔로, 시98:1), 분노(내가 든 손 강한 팔 곧 노와 분과 대노로, 렘21:15), 도움(내 팔이 그를 힘이 있게 하리로다, 시89:21), 심판(내 팔이 만민을 심판하리니, 사51:5) 등과 연관되어 사용되고 있다.

한글개역성경에는 몸통 부위에 속한 인체 관련 용어로 이외에도 간, 간담, 갈빗대, 겨드랑이, 등, 배, 배꼽, 배꼽 줄, 복중, 새끼손가락, 손

가락, 손목, 손바닥, 손발, 손톱, 신장, 엄지손가락, 옆구리, 왼손, 왼
팔, 유방, 위, 자궁, 젖 꽂지, 주먹, 팔뼈, 팔꿈치, 폐부 등이 있다.

(3) 다리(하체) 부분

① 발(רֶגֶל, 레겔 / πούς, 푸스)

㉠ 발의 움직임이 상징하는 것

발에서 신을 벗는 것은 세상과의 구별(너의 선 곳은 거룩한 땅이니
네 발에서 신을 벗으라, 출3:5) 및 약속의 표시(교환하는 일을 확정하기
위하여 사람이 그 신을 벗어 그 이웃에게 주더니, 룻4:7)를 상징한다.

목을 발로 밟는 것은 상대를 죽이는 것(이 왕들의 목을 발로 밟으라,
수10:24)을 상징하고 발을 가리는 것(사울이 그 발을 가리우러 들어가
니라, 삼상24:3)은 용변을 보는 것을 상징한다.

발을 구르는 것은 기쁨(손뼉을 치며 발을 구르며 마음을 다하여 멸시
하며 즐거워하였나니, 겔25:6)과 훼손(어찌하여 남은 꼴을 발로 밟았느
냐, 겔34:18)을 상징한다.

㉡ 발과 연관된 표현들이 상징하는 것

타인의 발아래 엎드리는 것은 죽음(저희가 내 발아래 엎드러지고 능
히 일어나지 못하였나이다, 삼하22:39)을 상징하고, 스스로 남의 발
아래 엎드리는 것은 간구(예수를 보고 발아래 엎드리어 많이 간구하
여 가로되, 막5:22), 경배(천사의 발 앞에 경배하려고 엎드렸더니, 계
22:8), 공경(자기 머리털로 씻고 그 발에 입 맞추고, 눅7:38), 굴복(네

발아래 엎드리어 너를 일컬어 여호와의 성읍이라, 사60:14)의 자세를 상징한다.

주의 발아래 앉는 것은 주의 말씀을 겸손하게 듣는 자세(마리아라 하는 동생이 있어 주의 발아래 앉아 주의 말씀을 받는도다, 눅13:9)를, 발을 씻겨 주는 것은 겸손과 봉사(내가 주와 또는 선생이 되어 너희 발을 씻겼으니, 요13:14)를, 발의 먼지를 털어 버리는 것은 배척(너희를 영접도 아니하고… 너희 발의 먼지를 털어 버리라, 마10:14)을 상징하며, 어떤 대상을 발아래 둔다는 것은 복종(열방을 우리 발아래 복종케 하시며, 시47:3), 통치(만물을 그 발아래 두셨으니, 시8:6), 하나님의 집(내 발을 두는 처소, 내가 이스라엘 족속 가운데 영원히 거할 곳이라, 겔43:7) 등을 상징하는 것으로 사용되고 있다.

② 발꿈치(עָקֵב, 아케브 / προστάτις, 프로스타티스)

발꿈치는 인체의 급소(여자의 후손은 네 머리를 상하게 할 것이요 너는 그의 발꿈치를 상하게 할 것이, 창3:15 / 네 치마가 들리고 네 발 뒤꿈치가 상함이니라, 렘13:22)를 나타내거나 배신(나의 가까운 친구도 나를 대적하여 그 발꿈치를 들었나이다, 시41:9)[14]의 상황을 묘사할 때 사용되었다.

---

14 발꿈치를 들었다는 것은 말이 그 주인을 차 버리고 도망가는 모습에서 따온 것인데, 이 표현은 예수님을 배신한 유다에 대한 예언(요13:18)에 나온 것으로, 신약 이후부터는 주인을 배신하는 행위를 암시하는 것으로 알려져 있다.

③ 양피(עָרְלָה, 오르라)

양피는 이스라엘인들이 거룩한 백성의 표시로 할례를 행할 때 베던 부분이며(할례를 받지 아니한 남자 곧 그 양피를 베지 아니한 자는 백성 중에 끊어지리니, 창17:14), 살상의 증거(왕의 원수의 보복으로 블레셋 사람의 양피 일백을 원하신다, 삼상18:25)로 사용되거나 결혼 지참물(저는 내가 전에 블레셋 사람의 양피 일백으로 정혼한 자니라, 삼하3:14)로도 사용되고 있다.

④ 허리(חָלָץ, 하라쯔 / ὀσφύς, 오스퓌스)
㉠ 허리의 의미 및 용도

허리는 신체의 중간 부분을 가리킨다. "내가 본즉 그 허리 이상의 모양은 단 쇠 같아서 그 속과 주위가 불같고 그 허리 이하의 모양도 불같아서"(겔1:27)라는 표현은 바로 허리를 인체의 중간으로 정하고 묘사한 것이다.

허리는 신체의 중간 부분을 의미하지만, 신체의 하체가 시작되는 부분이기도 하다(그들을 위하여 베로 고의를 만들어 허리에서부터 넓적다리까지 이르게 하여 하체를 가리게 하라, 출28:42). 인체의 중간 부위로서의 허리는 육체적 힘의 근원이 되기도 하는 곳이다(그 힘은 허리에 있고 그 세력은 배의 힘줄에 있고, 욥40:16). 허리의 용도는 띠(출12:11)나 칼(삼하20:8) 그리고 먹 그릇(겔9:2) 등을 부착하는 것이다.

ⓛ 허리가 상징하는 것들

허리는 생식기가 위치한 부근을 가리킨다는 의미에서 자손 번식 능력(많은 국민이 네게서 나고 왕들이 네 허리에서 나오리라, 창46:26)을 상징하며, 인체 상하의 연결점이 되는 급소가 된다는 의미에서 멸망(여호와여… 미워하는 자의 허리를 꺾으사 다시 일어나지 못하게 하옵소서, 신33:11), 준비 자세(허리에 띠를 띠고 등불을 켜고 서 있으라, 눅12:35), 징벌(내 허리에 열기가 가득하고 내 살에 성한 곳이 없나이다, 시38:7), 낙담(거민이 낙담하여 그 무릎이 서로 부딪히며 모든 허리가 아프게 되며, 나2:10) 등을 상징한다.

한글개역성경에는 하체와 관련하여 이상에 거론된 것 외에도, 가랑이, 넓적다리, 다리, 발가락, 발등상, 발목, 발목뼈, 발바닥, 발치, 발톱, 볼기, 불알, 엄지발가락, 여성 외음부, 왼발, 음경, 음낭, 정강이, 하체, 환도뼈 등의 여러 용어가 사용되고 있다.

(4) 전신 관련

① 눈물(הָעִמָד, 딤아 / δάκρυ, 다크뤼)

눈물을 흘리게 되는 원인들을 성경에서는 다음과 같이 다양하게 밝히고 있다.

탄식(내가 탄식함으로 곤핍하여 밤마다 눈물로 내 침상을 띄우며, 시6:6), 애곡(밤새도록 애곡하니 눈물이 뺨에 흐름이여, 애1:2), 감사(예수의 뒤로 그 발 곁에 서서 울며 눈물로 그 발을 적시고, 눅7:38), 회개(베드로가… 네가 세 번 나를 부인하리라 하심이 기억되어 생각하고 울었더라, 막14:72), 슬픔(주께서 저희를 눈물 양식으로 먹이시며 달야의 눈물을 마시게 하셨나이다, 시80:5), 고난(눈물을 흘리며 씨를 뿌리는 자는 기쁨으로 거두리로다, 시126:5), 진실(내가 삼 년이나 밤낮 쉬지 않고 눈물로 각 사람을 훈계하던 것, 행20:31), 간구(심한 통곡과 눈물로 간구와 소원을 올렸고, 히5:7), 애통(애통한 마음이 있어 많은 눈물로 너희에게 썼노니, 고후2:4), 고통(오호라 학대받는 자가 눈물을 흘리되, 전4:1).

이와 같이 눈물을 흘리게 되는 원인이 다양하다는 것은 눈물이 인간의 다양한 심리적 요인들과 직접적인 관계를 갖고 있음을 보여 주는 것이다.

② 몸(בָּשָׂר, 바싸르 / σῶμα, 소마)

㉠ 몸은 거룩한 것이다

몸은 하나님이 자신의 형상을 따라 지은 것으로(창1:26-27) 시작이 거룩한 것이다. 이 몸은 삼위일체 성령이 거하는 집이며(고전6:19), 그리스도의 지체이므로(고전6:15) 존재의 과정이 거룩하며, 하나님께 드릴 산 제물로(롬12:1, 고전6:20) 사용되어야 하는 것이므로 용도가 거룩하며, 하나님의 몸과 같이 영광의 몸으로 변형될 몸이기에(빌3:21) 마지막도 거룩한 것이다.

㉡ 몸의 다양한 용도

몸은 예의를 표시하는 데 사용되며(달려 나가 영접하며 몸을 땅에 굽혀, 창18:2), 생명을 탄생시키고(이는 다 야곱의 몸에서 태어난 자, 창 46:26), 삶을 거룩하게 하고(자기의 몸을 구별하는 모든 날 동안 그는 여호와께 거룩한 자니라, 민6:8), 심리 상태를 나타내고(낙담하여 몸이 돌과 같이 되었더니, 삼상25:37), 남의 생명을 살리고(바울이 내려가서 그 위에 엎드려 그 몸을 안고 말하되 떠들지 말라 생명이 그에게 있다, 행20:10), 하나님께 경배를 하고(몸을 굽혀 얼굴을 땅에 대고 여호와께 경배하니라, 느8:6), 신앙을 실천하고(각각 선악 간에 그 몸으로 행한 것을 따라 받으려 함이라, 고후5:10), 남을 거룩케 하고(예수 그리스도의 몸을 단번에 드리심으로 말미암아 우리가 거룩함을 얻었노라, 히 10:1), 남의 죄를 대신(친히 나무에 달려 그 몸으로 우리 죄를 담당하셨으니, 벧전2:24)하는 등 다양한 용도를 지니고 있다.

③ 뼈(עֶצֶם, 에쩸 / ὀστέον, 오스테온)

뼈는 무엇보다도 먼저 사람 자체(내 모든 뼈가 이르기를 여호와와 같은 이가 누구냐, 시35:10)를 상징할 뿐만 아니라, 영혼과 대비되는 존재로서의 몸 전체(네 영혼을 만족케 하며 네 뼈를 견고하게 하리니, 사 58:11) 그리고 삶(나의 죄로 인하여 내 뼈에 평안함이 없나이다, 시38:3)을 상징한다.

또한 뼈는 동족(너는 참으로 나의 골육이로다, 창29:14), 고난(여호와여 나의 뼈가 떨리오니 나를 고치소서, 시6:2), 정복(그 적국을 삼키고 그들의 뼈를 꺾으며, 민24:8), 축복(너희 뼈가 연한 풀의 무성함 같으리라, 사66:14), 저주(저주가 물같이 그 내부에 들어가며 기름같이 그 뼈에 들어갔나이다, 시109:18), 감정(두려움과 떨림이 내게 이르러서 모든 뼈마디가 흔들렸느니라, 욥4:14), 시신(요셉의 뼈를 세겜에 장사하였으니, 수24:32) 등과의 관계 속에서 사용되고 있다.

④ 피(םד, 담 /$\alpha\hat{\iota}\mu\alpha$, 하이마)

피는 인간과 동물의 생명 그 자체(내가 반드시 너희의 피 곧 생명의 피를 찾으리니, 창9:5 / 고기를 그 생명 되는 피째 먹지 말 것, 창9:4), 보호의 표시(그 피로 양을 먹을 집 문 좌우 설주와 인방에 바르고, 출12:7), 살인(네게 기업으로 주시는 땅에서 무죄한 피를 흘리지 말라, 신19:10), 속죄(제사장이 잡아 그 피로 속죄제를 삼아, 대하29:24), 죄(너희의 손에 피가 가득함이니라, 사1:15), 사죄(내가 물로 너를 씻겨서 네 피를 없이 하며, 겔16:9), 징벌(여호와가 말하노라… 내가 너로 피를 만나게 한즉 피가 너를 따르리라, 겔35:6), 언약(이것은 많은 사람을 위하여 흘리는 바 나의 피 곧 언약의 피니라, 막14:24), 영생(내 살을 먹고 내 피를 마시는 자는 영생을 가졌고, 요6:54), 칭의(우리가 그 피를 인하여 의롭다 하심을 얻었은즉, 롬5:9), 화평(그의 십자가의 피로 화평을 이루사, 골1:20), 거룩(예수도 자기 피로써 백성을 거룩케 하려고, 히13:12) 등을 상징하는 것으로 사용되고 있다.

한글개역성경에는 이외에도 전신과 관련된 용어로서, 골수, 곱사등, 관절, 땀, 대변, 물, 배설물, 백체, 살, 소변, 신장, 씨, 외모·용모, 월경, 전신, 정액, 지방, 주름, 침, 털, 핏방울, 피부, 헌데, 힘줄 등이 사용되고 있다.

2) 신체적 움직임을 중심으로 본 인간의 몸

(1) 머리를 들다

머리를 들어 올린다는 것은 지위와 명예를 회복한다는 의미를 지닌다. 요셉이 바로의 감옥에 있었을 때 바로의 술 맡은 관원장에게 해몽하며 말하길 "지금부터 사흘 안에 바로가 당신의 머리를 들고(나싸, נָשָׂא) 당신의 전직을 회복하리니"(창40:13)라고 하였는데, 이는 바로 그 관원장 자신이 바로에게 지은 죄로 인하여 잃었던 지위와 명예를 회복하게 되리라는 것을 의미한다.

예수가 제자들에게 종말에 임할 일들을 설명하면서 "이런 일들이 되기를 시작하거든 일어나 머리를 들라 너희 구속이 가까웠느니라"(눅 21:28)고 하였는데 여기서 "머리를 들라"(에파이로, ejpaivrw)는 것은 위를 향해 보라는 말로서, 공포와 두려움에 떨지 말고 새 시대에 대한 희망과 용기를 갖고 주를 맞이하라는 것을 의미한다(강병도, 2000: 신약 3-601).

(2) 머리를 숙이다

머리를 숙인다고 할 때 사용되는 히브리어 '카나드'(קָנַד)는 "'오그라들다', 즉 '줄어들다', 또는 경의를 표하여 몸(또는 목)을 '굽히다', 머리를 (숙여) 절하다, 구부리다"를 의미한다(디럭스 바이블, 2014). 이에 따라 머리를 숙인다는 움직임은 바로 '경배를 한다'거나 혹은 '절을 한다'는 것을 의미한다.

이러한 의미에서 한글성경에서는 대상이 사람일 경우에는 '머리를 숙여 절한다'(창43:28)는 표현을 사용하였으며, 대상이 하나님일 경우에는 '머리를 숙여 경배한다'(출12:27)는 표현을 사용하였다.

'카나드'(קָנַד) 대신 '야라드'(יָרַד)를 사용하여 '머리를 아래로 향하게 하다'는 의미로 사용되는 경우도 있는데(시온의 장로들이 땅에 앉아 잠잠하고 티끌을 머리에 덮어쓰고 굵은 베를 허리에 둘렀음이여 예루살렘 처녀들은 머리를 땅에 숙였도다, 애가2:10), 이 경우에는 '슬픔'이나 '애도'를 나타낸 것으로 이해된다(강병도, 2000: 구약18권-685).

헬라어로는 '기울다'라는 의미를 지닌 '클리노'(klivnw)라는 동사를 사용하여 목숨이 다하여 머리가 아래로 숙여지는 것을 묘사하고 있다(예수께서 신 포도주를 받으신 후에 이르시되 다 이루었다 하시고 머리를 숙이니 영혼이 떠나가시니라, 요19:30).

(3) 눈을 들다

"여호와께서 아브람에게 이르시되 너는 눈을 들어 너 있는 곳에서 동서남북을 바라보라"(창13:14)는 구절에서 '눈을 들어'라는 말을 굳이 첨가한 것은 '눈을 든다'는 것은 절망적이거나 죄악된 세상을 바라보는 자세가 아니라 하나님이나 희망적인 것을 볼 때 취하는 자세이기 때문이다. 이러한 표현 양식은 "내가 산을 향하여 눈을 들리라 나의 도움이 어디서 올까"(시121:1), "하늘에 계신 주여 내가 눈을 들어 주께 향하나이다"(시123:1) 등에서도 찾을 수 있다.

(4) 무릎을 꿇다

무릎을 꿇는다는 것은 신체적으로는 높이를 낮추는 자세인데, 상징적으로는 지위가 높은 대상 앞에 자신을 낮추고 복종하는 것이다. 성경에서는 이런 의미로 "바알에게 무릎 꿇지 아니하고"(왕상19:18)라 하여 바알에게 복종하지 않는다는 것을 나타내고, "우리가 굽혀 경배하며 우리를 지으신 여호와 앞에 무릎을 꿇자"(사95:6)라 하여 하나님 앞에 복종하는 것을 나타내었다.

그리고 "솔로몬이 무릎을 꿇고 손을 펴서 하늘을 향하여 이 기도와 간구로 여호와께 아뢰기를"(왕상8:54)이라고 한 것은 하나님에게 겸손한 자세로 기도하는 것을 나타내고 있다.

(5) 손을 들다

성경에서 손을 든다는 것은 의지의 적극적 표현인데, 일반적인 표현은 하나님에게 기도를 하는 것이다. 그리하여 성경에서는 많은 경우 하나님에게 특히 간절히 기도할 때 손을 들고 기도한다고 표현하고 있다(내가 주의 성소를 향하여 나의 손을 들고 주께 부르짖을 때에 나의 간구하는 소리를 들으소서, 시28:2).

손을 드는 행동은 축복하는 경우에도 행하는 것인데, 예수님이 복을 주는 상황에서도 손을 들어 올린다는 표현을 사용하고(예수께서 저희를 데리고 베다니 앞까지 나가사 손을 들어 저희에게 축복하시더니, 눅24:50), 인간인 아론이 백성들에게 축복할 때도 손을 들어 하였다고 한다(아론이 백성을 향하여 손을 들어 축복함으로 속죄제와 번제와 화목

제를 필하고 내려오니라, 레9:22).

(6) 엎드리다

'엎드리다'에 해당되는 히브리어 '솨하'(שָׁחָה)는 "엎드리다(특히 재귀적으로 왕이나 하나님께 공경의 표시로), 스스로 절하다, 몸을 구부리다, 땅에 (납작하게) 엎드리다"(디럭스 바이블, 2014)의 의미를 갖는 것으로, 특히 얼굴을 땅에 대는 동작과 함께 사용되는 경우가 많다(삼상 25:23, 계11:16).

이것은 무릎을 꿇는 것보다 자신을 더 낮게 낮추는 모습으로, 하나님에게(땅에 엎드려 여호와께 절하고, 창24:52) 혹은 사람에게(아비가일이 다윗을 보고 급히 나귀에서 내려 다윗 앞에 엎드려 그의 얼굴을 땅에 대니라, 삼상 25:23) 겸손한 자세로 절하는 것을 의미하는 것이다.

(7) 일어나다

살아 있는 인간은 중력에 대항하는 힘이 있어 일어날 수 있으나 시체는 이 힘이 없어 일어날 수가 없다. 이와 같이 사람이 살아 있다는 것은 다소간의 차이는 있을지라도 일어날 힘이 있다는 것이고, 일어나는 힘이라는 것은 생명력이라고 할 수 있다. 성경에서도 이와 연관된 긍정적 비유들이 많이 등장한다.

일어난다는 것은 행동에의 돌입(우리가 일어나 벧엘로 올라가자, 창 35:3), 용기(여호와께서 여호수아에게 이르시되 일어나라 어찌하여 이렇게 엎드렸느냐, 수7:10), 사명감(일어나라 빛을 발하라, 사60:1), 살

아니다(주의 죽은 자들은 살아나고 우리의 시체들은 일어나리이다, 사 26:19), 재기(대저 의인은 일곱 번 넘어질지라도 다시 일어나려니와, 잠 24:16), 영적 각성(잠자는 자여 깨어서 죽은 자들 가운데서 일어나라, 엡5:14), 부활(그리스도 안에서 죽은 자들이 먼저 일어나고, 살전 4:16) 등 육체적으로나 영적으로 생명력을 얻는 것을 의미한다.

또한 예배의 자세(너희는 마땅히 일어나 영원부터 영원까지 계신 너희 하나님 여호와를 송축할지어다, 느9:5)와 인간에 대한 공경(나를 보고 소년들은 숨으며 노인들은 일어나서 서며, 욥29:8) 등을 의미하기도 한다.

(8) 숨을 쉬다

하나님이 흙으로 인간을 창조할 때, 아직 생명이 없던 인간 모양의 흙덩어리로 하여금 숨을 쉬게 함으로써 비로소 생명체로서의 인간의 삶을 시작하게 된 것처럼(창2:7)[15], 숨은 인간 생명의 시작이요 과정이요 마지막 현상이다. 마지막이라는 것은 "숨이 끊어지면 흙으로 돌아"(시146:4)가게 된다고 하거나, "주께서 그들의 호흡을 거두신즉"(시104:29)이라고 하는 성경의 표현처럼 숨이 끝난다는 것은 바로 죽음을 의미하는 것이다.

---

15 (창2:7) '여호와 하나님이 흙으로 사람을 지으시고 생기를 그 코에 불어 넣으시니 사람이 생령이 된지라'에서 '생기'는, 킹제임스 흠정역에는 '생명의 숨'이라 번역됐고, 공동번역개정판에는 '입김', 바른성경에는 '생명의 호흡'이라 번역되었으며, NIV, ASV, NASB, NRSV, NLT를 비롯한 거의 모든 영어 성경에는 'breath of life'라고 번역되었다.

여기서 숨을 생명의 시작이라고 하는 것은 달리 말하면 스스로의 움직임의 시작이라고 할 수 있다. 왜냐하면 생명체란 바로 스스로 움직이는 존재이기 때문이다.[16]

성경에서는 생명의 다양한 과정도 숨의 상태를 통해 나타나고 있다. 곧 하나님이 심히 분노한 상태를 "숨이 차서 헐떡일 것"(사42:14), 간절히 사모하는 심정을 "내가 주의 계명들을 사모하므로 내가 입을 열고 헐떡였나이다"(시119:131), 심히 고통스런 상황을 "내가 소리를 들은즉 여인의 해산하는 소리 같고 초산하는 자의 고통하는 소리 같으니 이는 시온의 딸의 소리가 그가 헐떡이며 그의 손을 펴고 이르기를 내게 화가 있도다 죽이는 자로 말미암아 나의 심령이 피곤하도다"(렘4:31), 감당할 수 없는 고난의 상황을 "나를 숨 쉬지 못하게 하시며"(욥9:18) 등과 같이 표현한 것은 바로 삶의 다양한 과정을 숨의 상태로 나타낸 것이다.

---

16 토마스 하나는 생명체를 정의하기를 "움직이는 몸, 정확히 말하자면 끊임없이 살아 움직이는 몸이다."라고 하였다(토마스 하나, 2013: 25).

참고 자료

- 국내서

– 강병도(2000). 호크마종합주석 신약1-10, 구약1-20. 서울: 기독지혜사.

– 김정명(2016). 예술지성-소마의 논리. 서울: 명지대학교 출판부.

– 노양진(2009). 몸 · 언어 · 철학. 파주: 도서출판 서광사. 논어.

– 이기상(2003). 다석과 함께 여는 우리말 철학. 서울: 지식산업사.

– 이덕환(2016). 생명살림 건강기법. 서울: 책과나무. 성경이 말하는 몸. 서울: 북랩.

- 기타류

– 코메디닷컴, 2017. 06. 07.

– 한겨레신문, 2022. 5. 12.

– MEDICAL Observer, 2022. 12. 02.

– Science, Vol.325.pp.201-204.

- 국외서

– 나구모 요시노리(2022). 1日1食. (양영철 역). 서울: ㈜위즈덤코리아

– Amy C.(2016). 프레즌스[Presence]. (이경식 역). 서울: ㈜알에이치코

리아.

- Dick Couey(1987). 그리스도의 건강생활[HAPPINESS IS BEING A PHYSICALLY FIT CHRISTIAN]. (성자원, 홍성환 역). 서울: 요단출판사.

- Hanna, T.(2012). 소마틱스[Somatics]. (최광석 역). 서울: 도서출판 행복에너지. (원전은 2004년에 출판).

- Hanna, T.(2013). 부드러운 움직임의 길을 찾아[The Body of Life]. (김정명 역). 고양:소피아. (원전은 1993에 출판).

- Hans, W. W.(1976). 구약성서의 인간학[Anthropologie des Alten Testaments]. (문희석 역). 왜관: 분도출판사. (원전은 1973년에 출판).

- Moltmann, J.(2007). 창조 안에 계신 하느님[Gott in der Sch⊠pfung]. (김균진 역). 서울: 한국신학연구소. (원전은 1984년에 출판).

- Nietzsche, F. W.(2010). 차라투스트라는 이렇게 말했다[Also Sprach Zarathustra]. (홍성광 역). 서울: 펭귄클래식코리아.

- John Byl, Tom Visker(2013). 몸으로 하나님 보기[Physical Education, Sports and Wellness]. (소진희 역). 부산: 고신대학교 출판부.

- Van Peursen, C. A.(1985). 몸 · 영혼 · 정신[Lichaam-Ziel-Geest: Inleiding tot een Wijsgerige Antropologie]. (손봉호, 강영안 역). 서울: 서광사. (원전은 1978년에 출판).

■ 사전류

- 기독교대백과사전1-16. 1986. 서울: 기독교문사.

- 라이프 성경사전. 2006. 서울: 생명의 말씀사.

- 로고스 성경사전. 2011. 서울: 도서출판 로고스.

- 로고스 히브리어 사전. 2002. 서울: 도서출판 로고스.

- 새 우리말 큰 사전. 1984. 서울: 삼성출판사.

- 스탠다드 주제별 성경사전1-12. 2008. 서울: 제자원.

- 스트롱 원어코드 최신 성구 사전. 2010. 서울: 도서출판 로고스.

- 스트롱 코드 헬라어 사전. 2009. 서울: 도서출판 로고스.

■ 성경류

- 개역한글판 성경전서. 1998. 대한성서공회.

- 스트롱 코드성경. 2014. 도서출판로고스.

■ 주석집

- 호크마 종합주석. 2000. 기독지혜사.

■ CD자료

- 디럭스 바이블. 2014. 고양: (주)미션&컴.

- 죤 칼빈 기독교강요. 미성문화원.